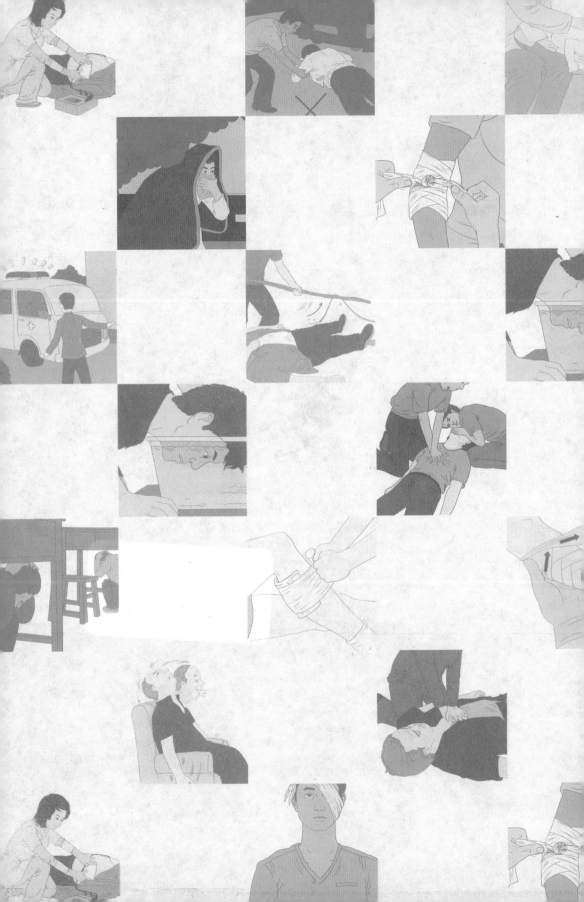

中国家庭必备工具书

家庭急诊
自救全书

张彩山 编著

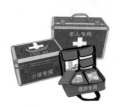 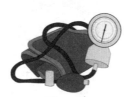 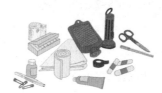

天津出版传媒集团

天津科学技术出版社

图书在版编目（CIP）数据

家庭急诊自救全书 / 张彩山编著 . -- 天津：天津
科学技术出版社，2014.7（2021.9 重印）

ISBN 978-7-5308-8941-1

Ⅰ . ①家… Ⅱ . ①张… Ⅲ . ①急诊 – 基本知识 ②急救
– 基本知识 Ⅳ . ① R459.7

中国版本图书馆 CIP 数据核字（2014）第 114892 号

家庭急诊自救全书
JIATING JIZHEN ZIJIU QUANSHU

策 划 人：杨　讔
责任编辑：孟祥刚
责任印制：兰　毅

出　　版：天津出版传媒集团
　　　　　天津科学技术出版社
地　　址：天津市西康路 35 号
邮　　编：300051
电　　话：（022）23332490
网　　址：www.tjkjcbs.com.cn
发　　行：新华书店经销
印　　刷：三河市华成印务有限公司

开本 720×1020　1/16　印张 13　字数 270 000
2021 年 9 月第 1 版第 3 次印刷
定价：45.00 元

前言

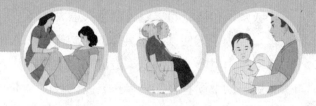

在日常生活中，人人都可能遇到一些意外情况和危急时刻——从最常见的食物中毒、煤气中毒、骨折脱臼、喉咙卡异物，到烧烫伤、被狗咬伤、水灾、地震，再到高烧、腹泻、中风、心肌梗死等。如果懂得一些急救与护理常识，当身边的人发生意外时，就能有条不紊、分秒必争地加以救治与护理，不仅可以减轻病痛，为进一步治疗打好基础，甚至能起到至关重要的作用。但在许多时候，因为缺乏急救常识或处置不当，往往由此错过最佳自救互救时机，导致悲剧的发生。

在医学界，常用"黄金三分钟"和"白金十分钟"来形容急救时间的紧迫。"黄金三分钟"指的是从猝死者倒地起的第1分钟内，如果马上进行心肺复苏急救，患者存活率可达90%；若是延长到第二三分钟内，存活率为50%；如果4~6分钟后再急救，猝死者即使被救活，也可能变成植物人或留下各种后遗症，正常康复的概率就很小了。"白金十分钟"则是指从事故发生后，到基本急救措施得到实现的10分钟，这10分钟不仅可以提高抢救的成功率，还能为后续的治疗赢得宝贵的时间。

由于专业救护员往往很难在3或10分钟内赶到事发现场，所以真正可以抓住这宝贵时间的人基本只有患者或第一目击者。这就要求每个人在客观上都应具备一定的紧急救护知识和应对能力。而这，正是我们编写本书的初衷。

　　在一些发达国家，急救知识作为现代公民必备的基本素质之一，普及率已经达到了50%，然而在我国，到2012年为止，急救知识普及率才达到1%。作为在专业救护人员到达前摆脱困境乃至挽救生命的法宝，急救知识和技能的学习可谓意义重大。

　　为了方便读者将具体的急救知识融入日常生活，我们特别选择了以家庭为主要场所、以家庭成员为主要急救人员的角度来展开介绍，希望更有助于读者将知识真正转变为技能。本书把深奥的医学知识讲解得浅显易懂，将急救方法和步骤以彩色插图的形式立体呈现，既是学习急诊自救知识的入门读物，又可以作为居家生活的必备藏书，随查随用，十分便捷，无论有无医学基础，都可以从中受益。

　　本书的前两章主要介绍了一些基础的急诊自救知识；从第三章开始，分别从常见的疾病、外伤、中毒事件、急症、意外事故、突发灾害六个角度具体介绍了相应的急救方法。第一章和第二章作为基本急救技能，建议读者在阅读完后，尽量参加一些当地红十字会或医疗机构组织的学习和培训，实际操作一下，真正将其转化为自己的一项技能。尤其是第二章中的"冷敷""热敷""止血""包扎""搬运""心脏除颤""心肺复苏"等几节，在急救中最为常用，也最需要实际练习。从第三章到第六章，主要针对的都是具体的疾病或事故，建议家有患者的读者，在一般了解的基础上，还能够针对亲属的具体情况同医生进行深入交流，做一个最贴心的准家庭医生。

目录

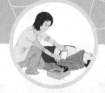

第一章
掌握患者的身体状况　　　　1

第二章
家庭急救的基本技巧　　　　21

第五章
常见中毒的急救处置方法　　101

第六章
常见急症的家庭急救方法　　121

掌握患者的身体状况

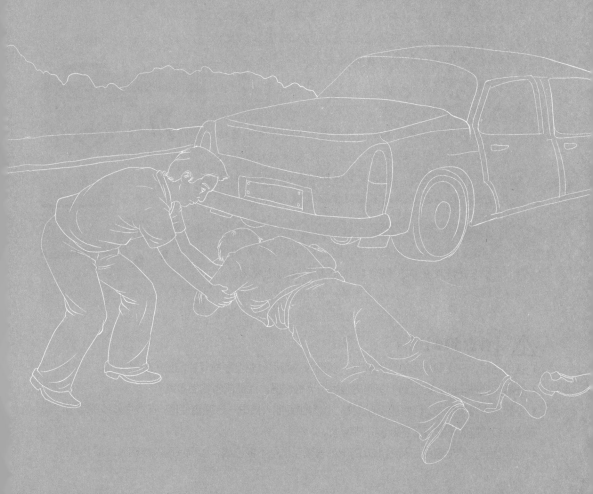

如何正确拨打急救电话

很多人都知道在遇到突发疾病或意外伤害时要迅速拨打 120 急救电话，然而打通之后如何简洁明白地表述清楚病人的状况并让专业急救人员尽快赶到患者身边，就不是人人都能做到了。为了争取急救的分分秒秒，掌握和专业人员及时有效沟通的方法尤为重要。

❶❷❸ 操作步骤

1 保持镇静，不要慌张，讲清楚事故要点。

（1）若面对的是事故、意外伤害，需要说清楚的要点有：事故发生的地点、伤亡人数、受伤害的类型、伤势状况、救护车可驶入停车的地点、附近有没有明显标志物等。

（2）如果面对的是发病的病人，需要在电话里说清楚的要点有：病人的性别、年龄、发病症状，如果和病人熟识，可简要说一下病人的既往病史，此外救护车可驶入并能停车的地点、附近有无明显标志也要说明白。

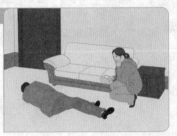
拨打 120

2 记清 120 医生的回复和指导。

在讲述了病况或现场情况之后，120 医生一般都会给出一些指导性的措施，这时一定要维护好现场秩序，保持现场安静，并尽量争取周围人的帮助。如果医生没有特别交代，则不要随便移动病人或伤者。

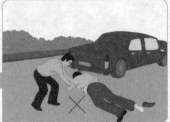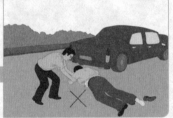
维持现场

3 引导救护车。

挂了电话后，应派出专门人员到路口或有明显标志处迎接救护车，以争取救护车尽快到达现场。

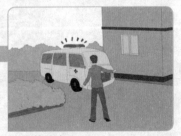
引导救护车

⚠ 【注意事项】

1 挂电话时，一定要让 120 一方先挂，以确保对方已经完全了解了所需要的信息。

2 在等待救护车时，如过道上有阻碍搬运伤员的物品，应提前将物品搬离。

3 在药物中毒事故中，应将药品保留好，以方便专业人员进一步调查使用；在发生断肢的事故中，转移伤者的同时不要忘了把断肢一同带上。

4 挂电话后，要注意保持留给 120 的电话号或手机号不要占线，以确保医院能随时联系上自己。

如何给自己制作一张急救名片

急救名片，也叫作"身份病史卡"，对于某些疾病患者，如糖尿病、高血压、冠心病、哮喘患者以及记忆力不太好的老年人，要随身携带一张急救名片，以保证即使亲友不在身边发病时也能及时准确地将急救信息传达给临时急救人员，甚至能因此挽救生命。

【急救名片】

制作急救卡，最好用有一定厚度、耐磨的硬纸片，便于保存，使用时间长。卡片上需要写上自己的姓名、年龄、家人联系电话、家庭住址、血型等，并写上请求呼叫急救车辆、护送去医院等事项。最好多留几个家人的手机号码，便于应急。

患有慢性病的，必须注明自己所患的疾病、可能出现的症状、急救药的存放位置和使用说明。比如冠心病患者如果发生心绞痛或急性心肌梗死，严重者会失去知觉，此时，如果有人依据急救卡提示找到随身携带的药物当场服用，可以迅速缓解病情，为送医院抢救赢得时间；糖尿病老人容易发生低血糖，突然昏倒，此时，如果有人按照急救卡提供的信息，当场喂一些糖水，或者含一块糖，就可使病情缓解。

与之对应，老人也应根据自己的病情携带相应药物，比如冠心病患者需要随身携带适量的硝酸甘油；哮喘病人应随身携带哮喘喷剂；糖尿病人可带少量口服降糖药、饼干和糖果；癫痫病人可适当带一些正在服用的抗癫痫药。

卡片可以一次制作多个，以防丢失。外出时应放在口袋中。在自己感觉病情发作时，可及时取出握在手里。

①②③ 制作步骤

1 准备一张色彩鲜艳、大小类似名片的硬纸片。

2 正面写清自己的姓名、年龄、联系电话及亲属的联系电话，病史、手术史、过敏史等。

3 反面可以写一些急救方法、内容等。

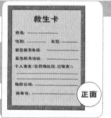 急救名片的正面　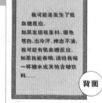 急救名片的背面

4 随身携带，且应放在容易被人找到的口袋内，不要放在隐蔽的口袋或钱夹中，以方便急救人员查找。

⚠ 【注意事项】

1 制作急救名片的纸最好是用颜色较醒目的硬纸，这样比较有利于被发现。

2 病人每次出门前一定要注意检查是否携带了急救名片，若病情有新的变化，要注意及时更新急救名片上的信息。

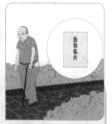 急救名片要随身携带

如何准备家庭急救包

家庭急救包是每个家庭在应对日常一些小病小伤时必备的小药箱，也常叫作家庭急救箱。如果急救包中的药品、急救工具准备得比较充分，不仅可以灵活应对家中的各种疾病和意外伤害，对于一些重大伤害也能起到很好的应急作用。

①②③ 操作步骤

1 准备空箱。

备一个专门的药箱或药包，大小根据需要准备的药品量而定。

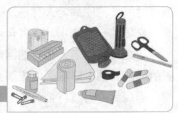
可用作家庭急救箱的空箱

2 将日常药品以及急救工具等分类存放好。

通常需要准备的药品有止泻药、止痛药、消炎药、泻火药、抗酸药、感冒药、消化药等；常备的急救用品如烧伤膏、云南白药、红花油、消毒液、棉签等。

家庭急救箱中的药品和用品

3 突出急救包的针对性。

每个家庭人员的自身情况不同，所准备药物也应有所不同，比如家里有高血压患者的话，就需要常备血压计和一些降压药。家庭人员较多的家庭，可考虑将急救药箱分类，如小孩儿专用急救箱和老人专用急救箱、常年病患用的急救箱和一般健康人用急救箱；也可以视急救场所的不同分为家用急救箱和旅游专用急救箱等。

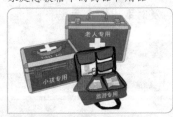
各类家庭急救箱

【药物使用指南】

非处方药。这种药是直接从药店购买的，使用前要仔细阅读使用说明。

处方药。你可以直接向医生或药剂师咨询这种药的使用方法：

它们是否可以和酒精一起使用；它们是否会引起瞌睡；服用此药物后能否继续驾驶或操作机器；它们是否可以和避孕药一起服用；还有哪些药不能与该药品同时服用。同时，必须确定：什么时候服用，每天服用几次；能否空腹服用，饭后多久服用。

⚠️ 【注意事项】

1 急救箱应放在容易取到的地方。

2 急救箱内的药品要定期更换，已过期的药品要及时清理出去，以免变质后污染其他药物。

3 保管好药品的说明书，每次使用前都要阅读一遍，以确认是否适用。

如何测量血压

随着高血压患者的增多，尤其是老年人高血压发病率的增高，如何实现随时监测血压已越来越成为必要。为此，许多家庭都配备了血压计，以下就如何正确使用血压计进行简单的相关介绍。

【血压、收缩压、舒张压、脉压】

1. 血压：血压指的是血管内的血液对于单位面积血管壁的侧压力。血管有动脉、毛细血管和静脉之分，相应的血压也就有动脉血压、毛细血管压和静脉血压之别。但通常所说的测量血压指的都是测量动脉血压。

2. 收缩压：收缩压主要反映的是心肌收缩力的大小和心脏搏出血量的多少，一般以90 ~ 139毫米汞柱（mmHg）为正常。

3. 舒张压：舒张压主要体现的是外周血管阻力的大小，一般以60 ~ 89毫米汞柱（mmHg）为正常。

4. 脉压：收缩压与舒张压之间的差值即为脉压，一般情况下30 ~ 40毫米汞柱（mmHg）的脉压为正常。

❶❷❸ 血压计分类

1 传统水银柱（汞柱）式血压计

优势：有台式、立式两种；测量结果可靠；最常用。

不足：携带不便，且携带过程中容易因水银外泄影响准确性。所以每次测量前必须检查刻度管内水银凸面是否正好在刻度的零位，测压完毕后要将血压计向右侧倾斜45度后将开关关闭，以免水银泄漏。

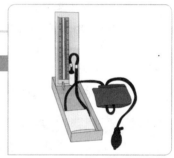
汞柱式血压计

2 气压表（弹簧）式血压计

优势：利用气压泵操作测压，体积小，携带方便，无水银外泄隐患。

不足：需用听诊器和表盘，听力和视力不好的人不宜使用；随着应用次数的增多，会因弹簧性状改变而影响结果的准确性，所以需要定期参照标准的水银柱式血压计进行校准。

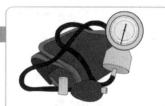
弹簧式血压计

3 电子血压计

优势：有臂式、腕式之分；利用电子压力、搏动传感器（代替听诊器）识别压力和搏动信号，并

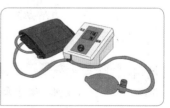
电子血压计

以数字形式表达出来，屏幕上部的数字为收缩压，下部的数字为舒张压和脉搏数。操作简便，读数直观，只需按下按钮就会自动进行测量。

不足：测量结果误差率高，所以需要经常参照标准水银柱式血压计校准。

①❷❸ 血压测量步骤

1 选择适合的血压计。

一般以汞柱式血压计最为常用，家用为求操作简便也可选用电子血压计。血压计的袖带宽度以能覆盖上臂长度的 2/3 为宜，同时袖带长度需达上臂周径的 2/3。如果袖带太长则测得的血压值容易偏低，袖带太窄又易导致测得的血压值偏高。

2 选择适合的测压环境。

测量血压时应保证周围的环境安静、舒适。测试者要选穿衣袖较宽松的衣服，避免衣袖对手臂的束缚过紧。测前可先静坐休息 5 ~ 10 分钟，同时还应避免吸烟、喝咖啡、饮酒、受寒、憋尿等情况。

3 选择正确的测压姿势。

被测者取坐位，身体自然挺直，大腿与地面平行，小腿自然下垂，双脚平稳着地，桌椅的高度差以 25 ~ 30 厘米为宜。被测手臂衣袖要尽量卷起，手掌自然向上平伸，将袖带紧紧贴缚在被测者的上臂，袖带下缘在肘弯上 2 ~ 3 厘米处，保持袖带中心与心脏水平，上肢与身躯成 45° 角。

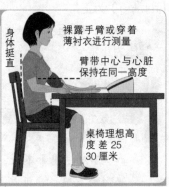

测血压的正确姿势

4 充气、听诊。

1. 将听诊器放置在被侧者肘窝的肱动脉处，听诊器应离开袖带 2 ~ 3 厘米，以保证二者不相互触碰。

2. 关紧充气球上的螺旋帽后，开始充气，当充到桡动脉搏动消失后再加 30 毫米汞柱（mmHg），此时为最大充气水平。如果在此基础上仍继续加压，将导致收缩压过高而测量结果偏高。

3. 逐渐放气，放气速度保持在每秒 2 毫米汞柱（mmHg），同时注意听诊，两眼平视水银柱刻度。

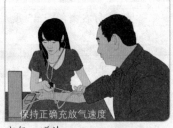

充气、听诊

当听到第一声搏动的诊音时，水银柱所指的刻度即为收缩压。继续将袖带内的空气放出，当动脉跳动的声音突然变弱或消失时，水银柱所指的刻度即为舒张压。

5 复测。

一般情况，测量血压必须测两次，测完第一次后，中间休息 30 秒后再测第二次。第二次的结果可能较第一次的低一些，此时应取较低的值或两次的平均值。如果两次测量结果收缩压或舒张压相差超过 5 毫米汞柱（mmHg），则应再测量 1 次，以三次读数的平均值作为测量结果。

【中国人平均血压参考值】

国家卫生部疾病控制局、心血管病中心 2010 年公布血压参考值：

正常血压：收缩压 <120 毫米汞柱（mmHg），舒张压 <80 毫米汞柱（mmHg）。

高血压诊断标准：收缩压 ≥ 140 毫米汞柱（mmHg），舒张压 ≥ 90 毫米汞柱（mmHg）

中国人平均血压参考值　单位：毫米汞柱（mmHg）

年龄（岁）	收缩压（女）	舒张压（女）	收缩压（男）	舒张压（男）
16 ~ 20	110	70	115	73
21 ~ 25	110	71	115	73
26 ~ 30	112	73	115	75
31 ~ 35	114	74	117	76
36 ~ 40	116	77	120	80
41 ~ 45	122	78	124	81
46 ~ 50	128	79	128	82
51 ~ 55	134	80	134	84
56 ~ 60	133	82	137	84
61 ~ 65	145	83	148	86

（表格数据来源：国家体育总局 2004 年公布数据）

⚠ 【注意事项】

1 正常情况下，左右胳膊的肱动脉血压会稍有不等，有时两者相差可达 10 ~ 20 毫米汞柱，一般以右上肢肱动脉血压为准。

2 测量时袖带充气要快，放气要缓。放气速度一般为每秒 2 毫米汞柱，如果放气速度过快，每秒水银柱下降超过 2 毫米，就容易使测量误差增大。如果在放气过程中，没有听清楚血压值，不能中途再充气，而应该先把气放完，30 秒后再重新充气测量。

3 正常人的血压呈明显的昼夜波动性。夜间血压最低，晨起活动后马上上升，6：00 ~ 10:00 和 16：00 ~ 20：00 达到最高，然后呈缓慢下降的趋势。高血压患者的昼夜血压变化和健康者相似，但总体水平较高，波动幅度较大。

4 服药期间的高血压患者应选择降压药效果最弱（晨起后）、最强（傍晚）和临睡前三个时刻综合测量。一日多次服药者还需测量服药前的血压。血压控制平稳者则可只测量晨起后和临睡时的血压。

5 直系亲属有高血压病史者、肥胖者、过分摄取盐分者、过度饮酒者、神经质易焦躁者较一般人更容易患上高血压；青年女性、长期卧床休息者、病后初愈者、体质瘦弱者、更年期妇女较一般人更容易血压偏低；以上人群应更注意血压的定期测量。

6 购买使用血压计时，应确保产品具有国家计量部门出具的检测合格证，并仔细阅读使用说明书及注意事项。日常使用后要认真进行维护，并注意每隔 6 个月到专门机构校准一次。

7 汞柱式血压计漏汞时应立即停止使用；其他血压计受潮或被磁化后应送往检修机构，待检修合格后再继续使用。

如何测量脉搏

脉搏指的是动脉随着心脏节律性的收缩和舒张，动脉管壁相应地出现扩张和回缩的现象，一般在表浅的动脉上可触摸到搏动。脉搏是判断患者体征的重要标准之一。正常情况下，脉搏和心脏跳动的频率是一致的。

【 正常的脉搏频率 】

正常人脉搏频率规则，搏动力量均匀，手指按下时可明显感到有弹性，且不会出现脉搏间隔时间长短不一及搏动强弱交替的现象。正常成人的脉搏频率一般为 60 ～ 100 次 / 分，最为常见者为 70 ～ 80 次 / 分，平均约 72 次 / 分。

此外年龄、性别等其他因素也会对脉搏有不同影响：

1. 正常情况下，婴儿的脉搏频率为 120 ～ 140 次 / 分，2 岁时为 110 ～ 120 次 / 分，5 岁时为 90 ～ 100 次 / 分，10 岁时为 80 ～ 90 次 / 分，14 岁时则降低到 70 ～ 80 次 / 分。

2. 老年人脉博频率相对较慢，一般为 55 ～ 60 次 / 分。

3. 女性的脉搏频率一般要比男性快。

4. 运动和情绪激动可刺激脉搏增快，如睡眠时脉搏每分钟减少 10 ～ 20 次；体温上升 1℃，脉搏每分钟可加快 10 ～ 15 次。

❶❷❸ 测量方法

1 测量腕部桡动脉。

要点：将示指、中指两指或示指、中指、无名指三指并排按在需测量一手的大拇指侧的手腕掌侧面的桡动脉上，略微下压，压力大小以能摸到脉搏跳动为佳。然后使用计时器计时数数测量，测量时间为 1 分钟。

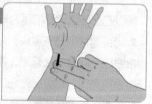
桡动脉测脉搏

2 测量耳部颞动脉。

要点：以示指、中指或无名指中的任意一指指端，轻轻放于外耳道与耳郭附近的颞动脉处，感受到脉搏跳动后，计时数数测量即可，测量时间为 1 分钟。

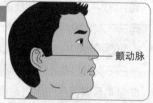
颞动脉测脉搏

3 测量颈部的颈动脉。

要点：将示指、中指两指或示指、中指、无名指三指并排放于颈部一侧的动脉处（喉结两侧附近可感觉到跳动的地方），稍用力按压，压力大小以能明晰地感受到脉搏跳动为准，然后使用计时器计时数数测量即可，计时时间为 1 分钟。

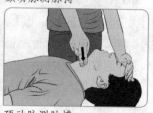
颈动脉测脉搏

①②③ 常见的异常脉搏

1 脉搏增快（≥100次/分钟）。

　　生理情况有情绪激动、紧张、剧烈体力活动（如跑步、爬山、爬楼梯、扛重物等）、气候炎热、饭后、酒后等。病理情况有发热、贫血、心力衰竭、心律失常、休克、甲状腺功能亢进等。

2 脉搏减慢（≤60次/分钟）。

　　颅内压增高、阻塞性黄疸、甲状腺功能减退等。

3 脉搏消失（即不能触到脉搏）。

　　多见于重度休克、多发性大动脉炎、闭塞性脉管炎、重度昏迷病人等。

【一次完整的心跳过程】

　　1. 静脉血流入右心房，动脉血流入左心房。

　　2. 心房收缩，使血液流入心室。

　　3. 心室收缩，使血液流入大动脉，其中一部分血液经肺动脉到达肺部，另一部分血液通过主动脉到达全身大大小小的动脉。

　　一次心脏跳动的时间称为一个心动周期。成人的正常心率约为每分钟70次，剧烈运动时心率可能会加倍。

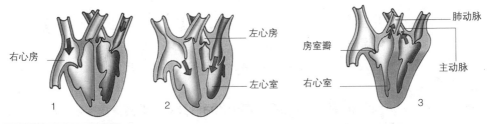

⚠ 【注意事项】

1 使用手指触摸动脉的方法测量脉搏时，要避免使用大拇指，因为大拇指上具有小动脉搏动，测量时容易与患者的动脉脉搏相混。

2 测脉搏前应安静休息5～10分钟，以避免因兴奋、运动等原因影响测量结果的准确性。

3 测量时，不仅要注意脉搏跳动的次数，同时还需注意脉搏跳动是否有规律、脉搏强弱是否均衡等。

4 发现脉搏不齐或微弱难测时，应用听诊器测量心率1分钟做对照，以求测量准确。

5 测脉搏前应使小儿安静，体位舒适，最好趁小儿熟睡时检查。

6 检查脉搏时，注意数每分钟脉搏跳动多少次，脉搏跳动是否整齐规律和强弱是否均匀。

7 由于小儿脉搏数与外界影响因素关系密切，故一般不作为例行常规检查。

8 测量脉搏应在病人安静时进行，测量者也不可用自己的拇指诊脉。因拇指小动脉搏动易和病人的脉搏跳动相混，不易正确测量。

9 为偏瘫病人测脉，应选择健侧肢体。

如何测量体温

体温恒定是人体维持正常生命活动的重要条件之一，体温过高或过低都可能对人体各系统产生影响，严重时甚至危及生命。通过对体温的测量，可以及时掌握患者的身体状况，了解病症程度，检查治疗效果等，对医院临床诊断及家庭日常疾病自查都具有重要意义。

【 正常人的体温波动 】

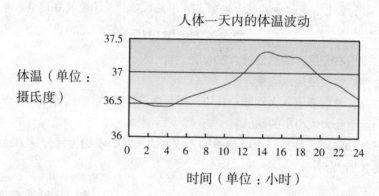

正常人体的平均体温为 37℃，且保持相对恒定，但也不排除细微的波动。一般情况下，凌晨 2:00 ~ 6:00 时体温略低，午后 13:00 ~ 18:00 时略高，波动范围基本保持在 1℃。

就不同人群来看，儿童体温较高，而新生儿和老年人的体温较低。女性平均体温比男性高出约 0.3℃。

就个人来看，运动和进食时，因热量的产生也可导致体温略高。精神紧张、情绪激动时的体温也比情绪平静时高，在某些特别紧张的情况下，体温甚至可升高 2℃。此外，外界温度也可对人体正常体温产生一定的影响。

成年女性的基础体温会随月经周期或妊娠期而变动，排卵后月经前和妊娠期体温略高，因此临床上还可通过连续定时测量成年女子基础体温来检验有无排卵或推测排卵日期。

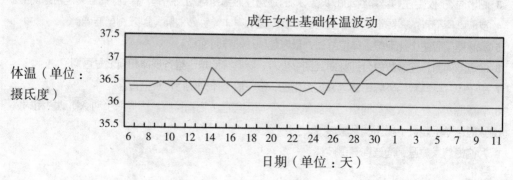

【发热分度标准】

以腋温为例，人体正常体温为 36 ～ 37℃，体温高于正常范围即为发热或发烧。

1. 低度热：体温在 37.5 ～ 38℃之间。

2. 中度热：体温在 38.1 ～ 39℃之间。

3. 高热：体温在 39.1 ～ 40℃之间。

4. 超高热：体温高于 40℃。

❶❷❸ 体温计种类

1 玻璃水银体温计

　　水银体温计依据测量部位的不同，可分为肛温表（身圆头粗）、腋温表（身扁头细）、口温计（身圆头细）三种。

　　优点：最常见、最准确。

　　缺点：不易读数、容易被打碎。

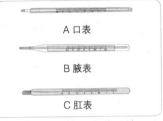

三种类型的玻璃水银体温计

2 电子数字显示体温计

　　电子数字体温计最大的特点是以数字直接显示测量结果，所以弥补了玻璃水银温度计不易读数的缺点。

　　优点：可兼用于测量肛温、腋温或口温；容易读数。

　　缺点：使用时需注意避免电池受潮和重摔，否则会导致电路受损而失灵。

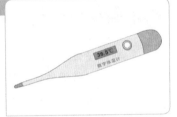

电子数字体温计

3 一次性体温计

　　一次性体温计（片）主要用于测量口温，其外形稍大扁平。

　　优点：只用一次就抛弃，可以避免病人间疾病的感染。

　　缺点：成本较高。

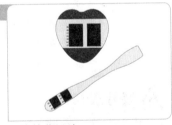

一次性体温计

4 贴纸体温计

　　贴纸体温计实际上是一种可以反复使用的测温纸，使用时将其压在额头上，测温纸便会根据体温变色。

　　优点：携带方便，适合外出旅行使用。

　　缺点：测量结果不够精确。

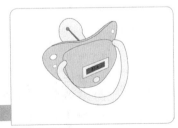

5 奶嘴体温计

　　奶嘴体温计主要是为还处于哺乳期的小婴儿设　奶嘴体温计

计的，外形和婴儿用的奶嘴差不多，测量时只需将其放进小孩口中让其吸食即可。

优点：适合宝宝使用。

缺点：使用范围太窄。

6 耳温枪

耳温枪是通过检测鼓膜所发出的红外线光谱来测定体温的一种非接触遥测式温度计。将其一头放入耳内，扣下"扳机"后，一秒内就可得知测量结果。

优点：使用方便，测量也较准确。

缺点：需要经常更换耳套。

7 额温枪

额温枪本质上是一种红外线测温仪，可在不接触皮肤的状况下快速简便地测出体温。

优点：可避免交叉感染，使用快捷，适合公共场合使用。

缺点：测量不够精确。

①②③ 体温测量部位及方法

1 口温

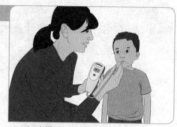

口温测量

测量工具：水银体温计、体温片、电子温度计

测量方法：

（1）将温度计度数甩到35℃以下。

（2）取体温计（片）置于被测者舌下轻轻含住，避免用力咬或说话。

（3）体温计测量3～5分钟后取出读数；体温片测量2分钟后取出静置10秒，读数。

（4）体温计读数后，用卫生纸擦拭干净，酒精消毒后盖上盖子放好。体温片读度数后直接丢弃即可。

正常温度范围：36.3～37.2℃。

⚠ 【注意事项】

1 呼吸困难、意识不清醒者、痉挛者及婴幼儿不适宜采用此种方法测量体温。

2 如果手持体温片测量，应注意不要接触到体温片的感温点。

2 腋温

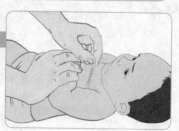

腋温测量

测量工具：水银体温计

测量方法：

（1）将温度计度数甩到35℃以下。

（2）将体温计置于腋下最顶端，使水银端和腋下的皮肤紧密接触并夹紧，10分钟后取出读数。

（3）读数后，将体温计用卫生纸擦拭干净，酒精消毒后盖上盖子放好。

正常温度范围：36 ~ 37℃。

⚠️ **【注意事项】**

1 腋下如有汗液，需擦干后再测量。

2 若在测量时间未到时松开腋下，需重新测量，时间需重新计算。

3 肛温

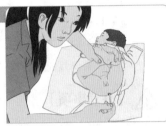

测量工具：水银体温计

测量方法：

（1）婴儿采取仰卧抬腿或俯卧的姿势，儿童及成年人采取侧卧姿势。

（2）使用前先把温度计度数甩到35℃以下，然后将凡士林或液状石蜡之类的润滑剂涂于水银球端。

肛温测量

（3）一手扳开肛门，另一手将体温计轻轻旋转缓慢插入，拿体温计的一手需注意靠住臀部以固定，防止体温计滑落或插太深。

（4）插入深度：①婴儿1.25厘米；②儿童2.5厘米；③成年人3.5厘米。

（5）3 ~ 5分钟后取出体温计读数。读数后用卫生纸将其擦拭干净，酒精消毒后盖上盖子放好即可。

正常温度范围：36.5 ~ 37.7℃。

⚠️ **【注意事项】**

1 腹泻者及直肠病患者、手术者不宜采取这种测量方法。

2 肛温测量结果受环境温度影响最小，最接近中心体温，且适合各年龄层使用，但操作不太方便，因此比较适合当其他测量方式结果有异常或有疑义时做确认使用。

4 额温

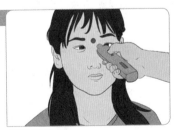

测量工具：额温枪

测量方法：

（1）使用前先做室温校正，也就是根据额温枪所附说明换算成中心温度。

（2）将额温枪置于鼻梁之上、两眼中间的额头位置，距表皮2 ~ 5厘米，按下按钮测量，待颜色改变或显现温度数据时即可。

额温测量

正常温度范围：35.8 ~ 37.8℃

5 耳温

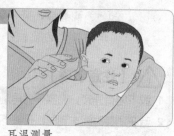

耳温测量

测量工具：耳温枪

测量方法：

（1）按下电源钮，确定"预备标志"显示后按下滑板按钮，这时探头会伸出并自动套上胶套。

（2）检查胶套有否破损，若无破损则在30秒内测完耳温。3岁以内的幼儿测量时需要先把耳朵向下向后拉，3岁以上（包括成人）测量时则需先把耳朵向上向后拉，再将探头置入耳道，接着按住测温钮，持续1秒钟，当听到"哔"的单一长音后放开，即完成体温测量。

（3）取出耳温枪，将滑板快速推回，胶套自动脱离探头后，读取温度即可。

正常温度范围：35.7 ~ 37.5℃

⚠️ **【注意事项】**

1 耳温枪使用后，胶套应直接丢弃，不可重复使用，以免交互感染。

2 枪头越深入越好，但不要造成耳部不舒服。

3 最好两耳都测量一次，或单独一耳测三次，取最高值。

4 耳温枪测量的结果易受外界因素影响，虽然快捷方便，但医用时仍以水银体温计的测量结果为准。

①②③ 引起高热的原因

引起高热的原因很多，一般可分为两大类。

1 感染性发热

这种发热是由细菌、病毒、寄生虫、立克次体、螺旋体、真菌等引起的。

急性上呼吸道感染：95%以上由病毒引起，以鼻、咽、喉黏膜炎症为主要特点。主要症状为发热、流涕、鼻塞、喷嚏、干咳、咽部急性充血，部分患者可有呕吐、腹泻、脐周围疼痛，有时可并发中耳炎、支气管炎、肺炎。

大叶性肺炎：为肺炎球菌所致。患者急性起病，突然畏寒寒战、高热、咳嗽、胸痛。咳痰带血或呈铁锈色、呼吸困难、发绀等。

急性扁桃体炎：常为链球菌感染所致，起病较急，高热常伴咽喉疼痛，用压舌板或其他东西压舌观看咽喉时，可发现扁桃体肿大甚至化脓。

急性尿路感染：多因尿路下端感染向上蔓延所致，致病菌以大肠杆菌最为多见。80%的患者为女性，以生育年龄妇女较为多见。起病较急，除寒战、高热外，还有泌尿系的症状，即尿急、尿频、尿痛、腰痛、下腹痛、肾区叩击痛等。

2 非感染性发热

这种发热是由组织损伤或坏死、变态反应、内分泌疾病、中枢神经系统疾病、肿瘤、中暑等所引起的。急症绝大多数是因感染性发热引起的。

如何评估呼吸状况

呼吸状况是评价患者一般生命体征的常用指标之一，在自救急救中有着重要作用。正常人的呼吸均匀、有规律，一般情况下，成人每分钟呼吸 16 ～ 20 次，儿童每分钟呼吸30 次左右。

①②③ 操作方法

1 目测数数。

如果患者呼吸时胸、腹起伏明显，计时开始后，可直接通过数患者胸、腹的起伏次数来计量呼吸次数。

2 手触数数。

也可以将手轻轻放于患者胸部或腹部，通过感受患者的胸、腹起伏情况来确定呼吸次数。

3 借助标识物数数。

对于病情或伤情危重的病人，可以将棉絮、羽毛等重量轻微的物品放于患者鼻孔前，通过数其飘动次数来统计患者的呼吸次数。

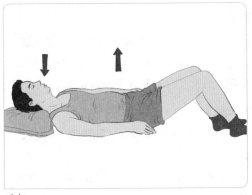

吸气

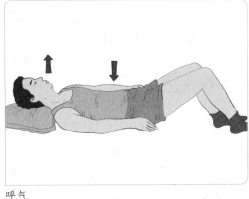

呼气

⚠️ **【注意事项】**

1 因情绪激动和运动都可使呼吸增快，所以评估呼吸状况时，应在情绪稳定、身体平静的情况下进行。同时也不宜和受测者搭话，以保证受测者呼吸自然。

2 测量时除数呼吸次数外，还要注意呼吸的深浅、节律和有没有呼吸困难等情况。麻醉药或镇静药中毒者呼吸浅慢；重度代谢性酸中毒的患者呼吸则又深又长；其他如呼吸困难、出现鼾声、呼气和吸气频率不等、呼吸时快时慢等皆是病情危险的信号，应尽快寻求医疗救助。

如何观察瞳孔状况

瞳孔即位于虹膜中部的空洞，在括约肌的作用下可通过扩大或者缩小来调节进入眼部的光线。正常瞳孔呈圆形、黑色透明、两侧等大，直径约为 2.5 毫米，强光环境下会自然缩小，以防止强光进入，损伤视网膜，弱光环境下则自然扩大，让更多光线进入，使眼睛能够看得更清晰。

【观察瞳孔】

病人瞳孔的变化，常预示病情的发展变化。掌握正确观察瞳孔的方法，熟悉瞳孔改变的临床意义，对诊断、治疗及预后均有十分重要意义。

临床多采用聚光的手电筒，先对准双眼中间照射，对比观察双侧瞳孔大小及形状，再将光源分别移向左右两侧瞳孔中央，观察瞳孔直接与间接光反射是否灵敏。相对而言，成人瞳孔较大，儿童和老人较小，近观者瞳孔较大，远视者瞳孔较小；兴奋时的瞳孔较大，嗜睡时的瞳孔较小，夜晚瞳孔较大，白天光线较强时较小。瞳孔受到交感和副交感神经的双重支配，交感神经受到刺激或副交感神经受到破坏时瞳孔扩大，反之缩小。

【瞳孔的大小】

瞳孔会根据进入眼睛的光线自动调节大小。对着镜子，用手捂着眼睛几秒钟，然后把手拿开，你将会看到，在光线突然加强的情况下，瞳孔迅速变小。

【观察方法】

观察瞳孔状况时，可用拇指和示指将患者上下眼睑分开，使其露出眼球，直接观察。

另外也可使用手电筒来测试瞳孔对光线的反应，正常情况下，瞳孔对光线反应相当灵敏。光线照射时，瞳孔立即缩小，光线移走则迅速恢复，而且左右眼的瞳孔反应应当是同步的。

【瞳孔状况异常】

瞳孔异常的状况包括：左右两眼瞳孔一大一小；两眼瞳孔皆缩小；两眼瞳孔皆放大；瞳孔不圆、瞳孔发白；等等。

当人的脑部受到严重创伤、脑出血或发生严重药物中毒时，瞳孔可能缩小为针尖大小，也可能扩大到黑眼球边缘，并且对光线反应迟钝或直接无反应。

神经中枢出问题、脑水肿或脑疝有时也可能导致双眼瞳孔一大一小，且此时瞳孔的变化预示着脑病变的严重性。

双眼瞳孔明显扩大至直径为 4～5 毫米时，表明患者濒临死亡或已经死亡。

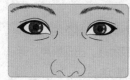
瞳孔正常

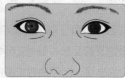
瞳孔一大一小

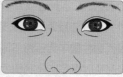
瞳孔缩小

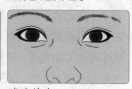
瞳孔放大

如何判断患者意识状况

　　当发现有人发病或受伤倒地时，急救人员首先要做的就是判断患者的意识状况，只有在确定了患者有无意识、意识清醒与否的情况下，才有可能对下一步该采取怎样的急救措施做出明确选择。

①②③ 操作流程

1 大声呼叫患者，判断意识有无。

　　当发现有人晕倒在地时，首先应该在其耳旁大声呼喊，呼喊内容如"喂！能听到吗？""醒一醒！"。切勿在情况不明的情况下直接摇动其身体。

2 判断患者的意识清晰度。

　　（1）如果患者对呼叫有反应，可继续询问一些简单的问题，如本人姓名、电话、如何受伤等。患者若能够正确回答所问问题，则可判定为意识清楚。如果患者有回答问题，但中途又陷入昏迷，则判定为意识模糊。

　　（2）如果在患者耳边呼叫没反应，则可轻轻掐其大腿内侧的股动脉，进一步观察患者反应。若此时患者有反应，可再询问其一些简单问题，如果仅能回答部分，则判定为意识模糊。如果患者仍是没有反应，则判定为意识不清。

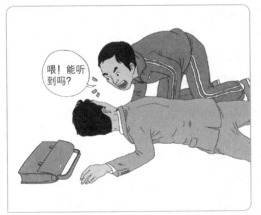

判断患者有无意识：呼喊

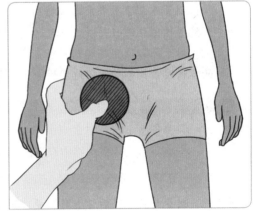

判断患者有无意识：轻掐大腿内侧

⚠ 【注意事项】

1 判断为意识不清后，应立刻呼叫救护车并开始急救工作。

2 如果伤者受伤倒下时面朝下，必须极小心地将其翻转过来。

3 原则上不要搬运伤者或患者，但若周围环境不安全，还是必须将其小心搬移开危险环境。

如何测量血糖

人体血液中的糖称为血糖，绝大多数情况下都是葡萄糖。体内各组织细胞活动所需的能量大部分来自葡萄糖，所以血糖必须保持一定的水平才能维持体内各器官和组织的需要。

通常情况空腹血糖的正常范围是 3.9 ~ 6.1mmol/L。空腹血糖 6.1 mmol/L 就为空腹血糖升高；若有糖尿病症状又查出空腹血糖 >7.0 mmol/L，或糖耐量试验血糖峰值 >11.1 mmol/L，餐后 2 小时血糖 >11.1 mmol/L，或具有糖尿病症状，随机血糖 >11.1 mmol/L，且伴有尿糖阳性，就可诊断为糖尿病。

对于有糖尿病患者的家庭，为了及时监测血糖，糖尿病患者本人及其家属都应该掌握一定的血糖测量方法。这样不仅有助于及时了解患者血糖状况，对于跟进治疗也有很大助益。

①②③ 血糖测量时间

一天中，糖尿病患者监测血糖的时间一般可分为 8 个点：三餐前、三餐后、睡前和凌晨 3:00。

1 早餐前血糖（空腹血糖）

测量要点：禁食 8 ~ 12 小时后再测量，测量前不用降糖药、不吃早餐、不运动。

测量意义：早餐前的血糖测量反映的是降糖药的远期疗效，即头天晚上的降糖药能够控制到次日早晨的程度，同时也可以间接反映机体自身基础胰岛素的分泌情况。对于长期使用降糖药的患者来说，空腹测血糖还能尽可能地排除对血糖有影响的各种因素，尽量真实地反映身体本身的血糖状况。

2 午餐、晚餐前血糖

测量要点：餐前测量。

测量意义：及时反映治疗效果，帮助患者及时调整药量和食量。

3 三餐后血糖

测量要点：餐后 2 小时测量。测量时间计算应从吃第一口食物开始到满 2 小时为止，而不是从吃完饭后再开始计时。测量意义：及时反映食物对血糖的影响，帮助患者调整食量。

4 睡前血糖

测量要点：临睡前测量。

测量意义：临睡前测量血糖可以帮助患者调整睡前胰岛素的用量，判断是否需要加餐等，防止患者夜间发生低血糖。

5 凌晨3时血糖

测量要点：按时测量即可。

测量意义：可帮助鉴别糖尿病患者空腹高血糖的原因。此时测得的血糖值是偏高还是偏低，对后续治疗有很大影响。

【血糖仪的使用方法】

对于糖尿病患者来说，血糖的高低关乎着他们生活健康的每一步，因此，测血糖也就成为他们生活中不可离开的一部分。一般情况下，患者会购买测血糖仪在家里进行自测，用以观察自身的血糖值状况。各种血糖仪的操作程序都大同小异，患者检测时一定要先详细阅读使用说明，熟练掌握血糖仪的操作。测量时，应先调整试纸的校正数，血糖仪与血糖试纸的号码要相对应，然后进行采血，将血样涂在测试条正面的红色区域，15～30秒后将测试条插入血糖仪，再从显示屏上读出血糖结果。

一滴血型血糖仪

1 早餐前血糖（空腹血糖）。先将双手洗净，注意使用温水。擦干后反复揉搓准备采血的手指，直至手指因血流加快而变得红润，再用75%的乙醇消毒待采血的指腹。

2 试纸准备好。待要采血的指腹完全干燥后，将采血笔紧挨住指腹正中偏侧的位置，按动弹簧开关，针刺指腹采血。

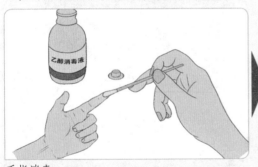

手指消毒

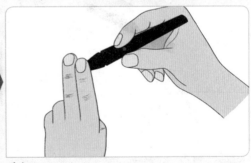

采血

3 待血液流出后，将血液小心滴到试纸的测试区。

4 然后将测试纸插入血糖仪内，等待读数即可。

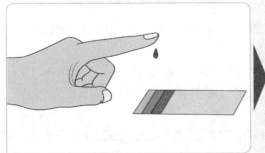

将血液滴到试纸测试区

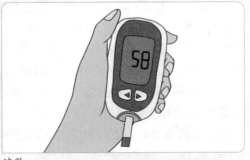

读数

二 吸血型血糖仪

1 用肥皂、流动的温水洗净双手后，采用 75% 的乙醇消毒待采血的指腹。需要注意的是，使用吸血型血糖仪进行测量时，不需要过度搓揉按摩准备采血的手指，自然流血的状态下测试的结果会更为准确。

2 启动血糖仪开关，取一张试纸插入血糖仪内。

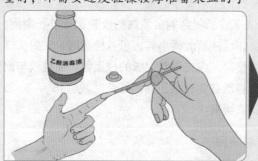

手指消毒

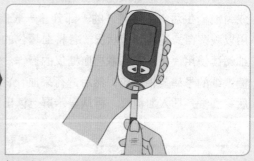

插入试纸

3 待要采血的指腹完全干燥后，将采血笔紧挨消毒后的手指指腹，按动弹簧开关，针刺指腹采血。

4 指腹自然流出血后，将试纸的测试区凑近指腹，让血吸到试纸上，然后等待读数即可。

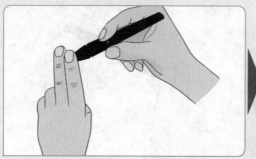

采血

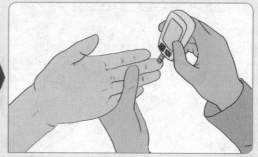

吸血

⚠ 【注意事项】

1 使用滴血型的血糖仪时，注意不可在试纸上追加滴血，否则会对测试结果的准确性产生影响。

2 针刺指腹时，深度要扎够。若扎得不深导致出血量不够，也不可用力挤压，因为挤压时容易将组织液也挤出来，和血液混在一起后很容易影响测量结果。

3 手指消毒时，应尽量使用酒精，不建议使用碘酒，因为碘酒中的碘容易与试纸上的测试剂发生反应，进而导致测试结果出现偏差。使用酒精时，也应注意等酒精完全挥发后再测试，否则未干的酒精混入血液也会影响测量结果。

4 注意试纸的有效期和保存。如果试纸是全部裸装在一整盒里，每次取出后应马上将盒子盖紧，以防试纸长时间接触空气后发生氧化反应。

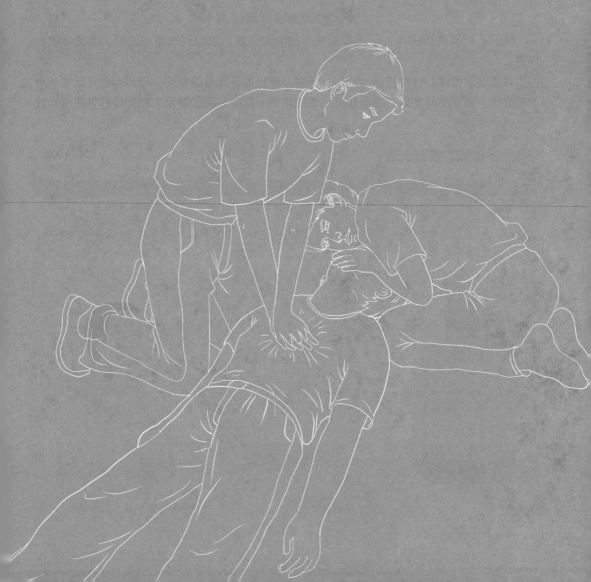

第二章
家庭急救的基本技巧

如何应用冷敷

冷敷，即将冰袋、湿毛巾等温度较低的东西放于额头、腋下或其他伤病处，以达到降温、止血止痛等目的。不管是受伤还是生病，冷敷都是常用的基本处理方法之一。

冷敷可使毛细血管收缩，减轻局部充血，可使神经末梢的敏感性降低而减轻疼痛，降温退热，可减少局部血流，防止炎症和化脓扩散。可将体内的热传导发散，增加散热，降低体温。

冷敷适用于扁桃体摘除术后、鼻出血，早期局部软组织损伤、高热病人及中暑者、牙痛及脑外伤病人。冷敷可用小毛巾在冷水或冰水中浸湿，拧成半干，敷于局部，每隔 1~3 分钟更换一次，持续 15~20 分钟。也可用冰袋裹上毛巾敷于局部，但要注意避免冻伤。

【冷敷的功效及适用情况】

降温。针对高热病人，可冷敷额头、颈后或两腋，以起到改善不适感、降低体温的作用。

减慢血液循环。针对扭伤、外伤、牙痛、鼻出血等软组织损伤，使用冷敷可促使毛细血管收缩，减轻局部充血，进而起到止血的作用；同时还可使神经末梢的敏感性降低，减轻伤者的疼痛感。

①②③ 冷敷方法及步骤

1 冰袋冷敷法

（1）准备冰袋。如果没有专门的冰袋，也可用热水袋或厚塑料袋代替。

（2）准备冰块。将冰块砸成核桃状大小，放入盆内加适量冷水融去冰块锐角，以免损坏冰袋。

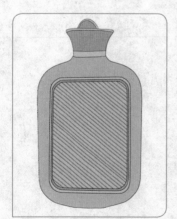

空的热水袋

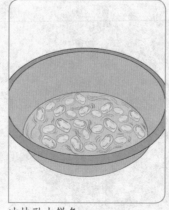

冰块融去锐角

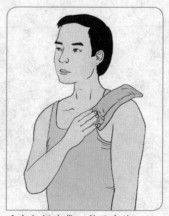

毛巾包好冰袋，敷于患处

（3）冷敷。将溶去锐角的冰块加少量水一起装入冰袋，冰块量以占冰袋体积的一半大小为宜。密封好冰袋，擦干袋外水迹，确认无漏水后用毛巾将冰袋包裹好，敷于需要冷敷的部位即可。

2 湿冷敷法

（1）准备冷水和毛巾。先盛半盆左右的冷水，视情况需要可加入适量冰块降温，然后将两条毛巾浸入冷水内。

（2）取出一条浸透的毛巾，将其拧至半干，干湿程度以刚好能够不滴水为宜。

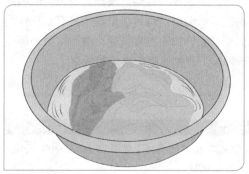

冷水浸毛巾

将毛巾拧至半干

（3）冷敷。将毛巾叠成适合大小敷于患处，3～5分钟后当毛巾变得温热时可更换另一条毛巾，如此交替进行15～20分钟，若需要也可适当地延长或缩短冷敷时间。

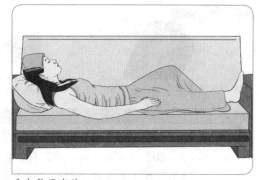

毛巾敷于患处

⚠ 【注意事项】

1 冷敷时间不宜过长，以免造成不必要的冻伤。

2 枕后、耳郭、阴囊处不宜冷敷，以防止冻伤。腹部忌冷敷，以防止腹泻。心前区也不宜冷敷，以防止心律失常。足底不宜冷敷，以避免刺激反射性末梢血管收缩，影响散热。

3 麻疹、风湿性关节炎、体质很差的病人不宜使用冷敷。

4 做冷敷时，要了解病人的感觉，观察患处皮肤的反应，如果有感到不适或疼痛，皮肤发灰，出现紫斑或水泡时，应立即停止冷敷。

5 一般冷敷不在肢体的末端进行，以免引起循环障碍，而发生组织缺血缺氧。

6 对有伤口或手术后以及眼部冷敷，冷敷用具一定要严格消毒使用，以防止污染，引起交叉感染。

如何应用热敷

　　热敷和冷敷一样，也是一种常见的必备物理治疗方式，一般是将热水袋、热毛巾等敷于患处，以起到活血化瘀、缓解肌肉酸痛等效果。

【热敷的功效及适用情况】

　　一般来讲，热敷适用于各种闭合性的身体损伤，如慢性腰颈痛、慢性关节炎、肌肉疲劳、跌打损伤及扭伤的后期等。热源可以是热水袋、热毛巾，也可以是其他具有加热作用的热疗仪器。热敷的主要功效在于能促使皮下血管扩张，加速血液循环，进而达到消肿止痛、化瘀活血、缓解炎症、舒缓肌肉痉挛、松弛神经、改善筋腱柔软度等效果。

①②③ 热敷方法及步骤

1 干热敷法

　　（1）准备一只热水袋，装上其容积三分之二左右的热水，水温以 60 ～ 70℃ 为宜。

　　（2）旋紧热水袋口后，将其用软布或毛巾包好。

　　（3）将包好的热水袋直接放于患部，一般情况下每次热敷半小时，一天 3 ～ 4 次为宜。

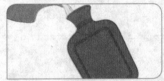
热水倒入热水袋

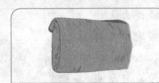
软布包裹热水袋

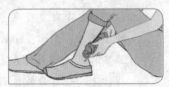
包好的热水袋敷于患处

2 湿热敷法

　　（1）准备半盆热水，测试一下水温是否合适，然后将两条毛巾置于其中浸湿。

　　（2）取出一条浸透的毛巾，将其拧至半干，干湿程度以刚好能够不滴水为宜。

　　（3）将拧干的毛巾折叠好后敷于患处，并在其上覆盖一小块干毛巾，以防止热气散失过快。约 5 分钟后毛巾变凉时更换另一条毛巾，如此交替进行半小时左右。

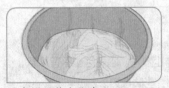
毛巾置于热水盆中

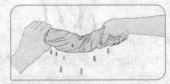
拧至半干的热毛巾

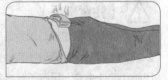
热毛巾敷于患处

⚠ 【注意事项】

1 刚受伤时不可急于热敷，以免刺激血管扩张，加重肿胀。

2 急性炎症、皮肤炎、外周血管疾病、血栓性静脉炎等患者以及伤口刚愈合或伤口过分疼痛肿胀的人不宜使用热敷疗法。

如何进行乙醇擦浴

对于高热患者或体温突然升高、降温药物效果不明显的幼儿，乙醇擦浴不失为一种简便、快速的降温方法。因为乙醇具有很强的挥发性，擦拭在皮肤上能够带走大量体热；同时在乙醇的刺激下，皮肤血管会加速扩张，增加散热，因此在临床上被广泛运用。

①②③ 操作步骤

1 关好门窗，保持室温舒适。

　　协助患者脱去外衣、长裤，用被子盖住身体。在额头处放一块冷湿毛巾或冰袋，以帮助降温并预防擦浴时全身血管收缩导致的脑部充血；在足底处垫上热水袋，以促进足底末梢血管扩张，避免患者寒战不适。

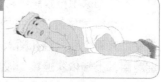

额头处放冷湿毛巾，足底垫热水袋

2 擦试上肢。

　　将温度为 32 ~ 34℃、浓度为 25% ~ 30% 的酒精倒入一个小盆中，浸入两块小毛巾或纱布。然后将其中一块拧至半干，按离心方向擦拭身体，两块毛巾交替使用。按颈→上臂外侧→手背和侧胸部→腋窝→上臂内侧→手心的顺序擦拭上肢。

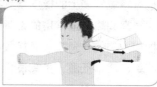

上肢顺序

3 擦试腰背部。

　　待双上肢都擦完后，协助患者侧卧或俯卧，露出腰背部，按颈下→肩→背→腰→臀的顺序擦拭腰背部。

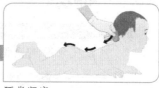

腰背顺序

4 擦试下肢。

　　协助患者穿好上衣、仰卧。按髂骨→下肢外侧→足背和腹股沟→下肢内侧→内踝及股下→腘窝→足跟的顺序擦拭双下肢。

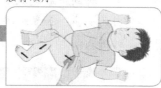

下肢顺序

⚠ **【注意事项】**

1 擦浴前得确定患者无酒精过敏史。

2 擦浴时应避开皮肤破损处。

3 擦浴腋窝、肘窝、手心、腹股沟、腘窝等血管较集中的地方时应稍用力且略延长时间，以促进散热。

4 一般每侧上肢或下肢擦拭 3 分钟左右，全身总擦拭时间不宜超过 20 分钟。

5 忌擦拭心前区，以免引起心率减慢或心律失常；不宜擦拭腹部，以避免引起腹泻；禁擦拭后颈部、足心部，以防止引起一过性冠状动脉收缩。

如何进行输氧

　　危重患者（如挤压伤、车祸、心力衰竭、一氧化碳中毒等）出现呼吸困难等危急情况时，就必须给患者输氧。呼吸困难表现为气急、气短、呼吸费力、发绀、脉搏增快、心慌等。

　　家庭急救常用氧气袋吸氧，氧气袋又叫氧气枕、氧气囊，是一个特制的长方形橡皮枕袋，袋的一角通有橡皮管，管上安有螺旋夹以调节气流量。氧气袋吸氧使用方便、操作简单，不仅在家中抢救患者可以使用，也可以用于转送患者的途中。

　　使用氧气袋时，先将袋上的橡皮管连接上湿化瓶。湿化瓶内装 1/3 ~ 1/2 的凉开水，瓶塞上有两个孔，经孔插入长、短玻璃管各一根。长管的下端插到瓶颈部，与水面保持一定距离，上端依次连接一段皮管、玻璃管及鼻导管。湿化瓶的作用是将氧气加以湿润，以免患者吸入干燥的气体，同时又可根据瓶内水面气泡的大小以估计氧流量。没有湿化瓶时也可将氧气袋上的橡皮管直接连接鼻导管吸氧。

　　家庭输氧最常用的设备是氧气枕，氧气枕也叫作氧气囊，外形上是一个长方形的橡皮枕袋，袋的一角连接有橡胶皮管，管上安装有螺旋夹以调节气流量。使用氧气枕吸氧操作简单、成本低廉，尤其适合有冠心病、老年慢性支气管炎、肺心病的家庭使用。

❶❷❸ 使用方法

1 检查氧气袋是否漏气。

　　氧气袋灌满氧气后用螺旋夹将橡皮管夹紧。双手按压氧气袋，并将其贴近面颊，若有漏气则面颊上可感到一股气流；若漏气严重，还可听到气流漏出的响声。如发现漏气，要及时修理好，以保证及时供氧。

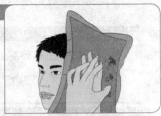

检查氧气袋是否漏气

2 连接导管，调节供氧量。

　　先将消毒鼻导管接上玻璃接管，使之与氧气袋皮管相连，再打开螺旋夹，将鼻导管一端对准面颊，感受气流量大小；也可将鼻导管口端放入一只盛冷开水的杯中，通过观察水中气泡逸出的多少，来了解并调节供氧量的大小。

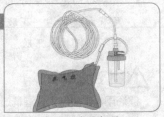

连接导管，调节供氧量

3 清洁鼻腔，插入鼻导管。

　　先用棉签蘸冷开水清洁一侧鼻腔，再把带有氧气并经过冷开水湿润的鼻导管插入鼻孔。

　　如果使用的是细橡皮导管，则需较深插入。方法为先向上插入 3 厘米左右，再向后插入 7 厘米左右（相当于鼻尖到耳间的距离）。病人插入鼻导管后，鼻腔内出现轻微的瘙痒、异物感均属正常，只要没有呛咳、打喷嚏等反应，就可用橡皮胶布把鼻导管固定在上嘴唇处，以防滑脱。

如果使用的是末端呈圆形的一次性塑料导管，则只需将其置入鼻孔即可，插入较浅，也比较舒适。

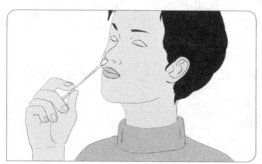

清洁鼻腔

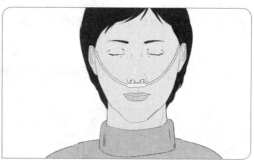

插入鼻导管

4 压迫排氧。

将氧气袋枕于患者头下，利用患者头部的重力，使氧气排出；头部无法枕在氧气袋上的病人，可在氧气袋上放置适当重量的东西，以保证氧气流量。

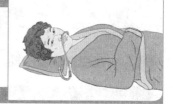

压迫排氧

5 加湿化瓶。

在有条件的情况下，最好能在氧气袋皮管中间加一个湿化瓶，使氧气湿润，避免患者因吸入干燥的氧气而损害呼吸道黏膜。湿化瓶内盛 1/3 的冷开水，瓶塞上留 2 个孔插入长、短两根玻璃管。长的玻璃管上端接氧气袋皮管，下端深入水面以下 2 ~ 3 厘米，以保证氧气通过玻璃管后自水下面逸出；短的玻璃管上端接鼻导管，下端距水面 4 ~ 5 厘米。经过湿化瓶处理的氧气，由于水的湿化，会使病人感到更舒适。

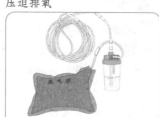

加湿化瓶

 【注意事项】

1 新买来的氧气袋，应先用清水洗净晾干后再用。

2 平时氧气袋要放在阴凉、通风、干燥处保存，并注意防震、防油、防火、防热，避开烟火和易燃品。

3 为了防止鼻腔黏膜受损发炎，两侧鼻腔可轮流插鼻导管。用后的鼻导管可用清水洗净，煮沸消毒后备用。

4 病人在吸氧时，家属不能在附近进行点火、点蚊香、吸烟等行为，以免发生火警事故。

5 氧气袋每次用过后都必须及时充氧备用。

如何进行止血

  止血是外伤救护的四大基本技术之首，掌握熟练的止血方法对于现场外伤救护具有重要意义。依据出血部位、出血类型的不同，所采取的止血措施也不尽相同，因此在进行止血之前，必须先对出血种类有明确的了解和判断。

【出血的种类】

出血的种类一般可分为毛细血管出血、静脉出血、动脉出血三种，其具体特征详见下表：

出血类型及特点

特征	血色	流出特点	危险性
毛细血管出血	由红转暗	点、片状渗出	加压包扎止血
静脉出血	暗红	缓缓流出	大静脉损伤，出血量大，必须立即止血
动脉出血	鲜红	喷射状	出血量大，易合并出血性休克，必须立即止血

❶❷❸ 止血方法及步骤

1 指压止血法

  主要用于动脉出血临时止血，操作时将手指或手掌用力压迫伤口近心端的动脉，阻断血液流通以达到止血的目的。指压止血法多用于头、颈及四肢的动脉出血，但仅适用于身体较表浅的部位、易于压迫的动脉。

  （1）头顶部出血：一手固定伤者头部，另一手的示指或拇指压迫伤侧耳前、下颌耳屏上前方1.5厘米处的颞浅动脉进行压迫止血。

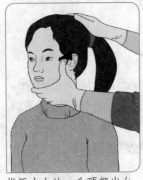

指压止血法：头顶部出血

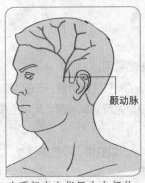

头顶部出血指压止血部位

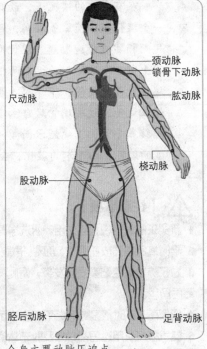

颈动脉
锁骨下动脉
肱动脉
尺动脉
桡动脉
股动脉
胫后动脉
足背动脉

全身主要动脉压迫点

（2）颜面部出血：一手固定伤员头部，另一手的拇指压迫出血侧下颌角前方约3厘米凹陷处的面动脉。

（3）头颈部出血：一手放于颈根部，拇指在前，其余四指在后。拇指触到颈总动脉搏动后即将颈总动脉压在第六颈椎横椎上。但严禁同时压迫两侧，以免引起脑缺血。

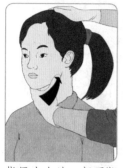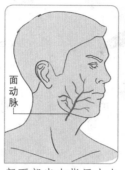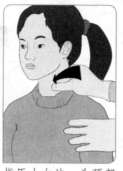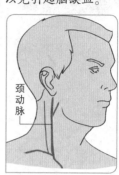

指压止血法：颜面部出血　颜面部出血指压止血部位　指压止血法：头颈部出血　头颈部出血指压止血部位

（4）肩腋部出血：用拇指摸到同侧锁骨上窝中部、胸锁乳突肌外缘下的动脉，然后用力向后向下将其压向第一肋骨。

（5）前臂与上臂出血：摸到上臂内侧肱二头肌与肱骨之间的肱动脉，用拇指或其他四指压迫止血。

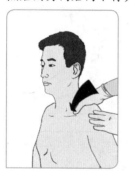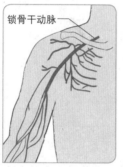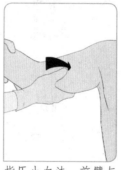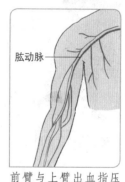

指压止血法：肩腋部出血　肩腋部出血指压止血部位　指压止血法：前臂与上臂出血　前臂与上臂出血指压止血部位

（6）手部出血：用两拇指分别压迫手腕横纹以上2～3厘米处左右侧的尺动脉、桡动脉。

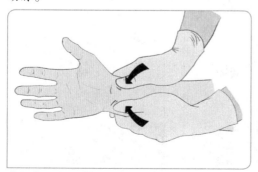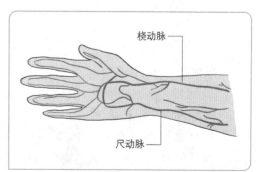

指压止血法：手部出血　指压止血 手部出血2

（7）下肢出血：大腿及其以下部位出血，自救时可用双手拇指重叠压迫大腿腹股沟中点稍下方的股动脉；互救时，施救者两手掌重叠，掌根稍用力压迫在伤者腹股沟中点稍下方的股动脉处。

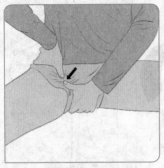
下肢出血自救法

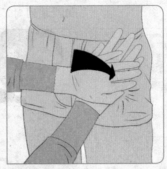
下肢出血互救法

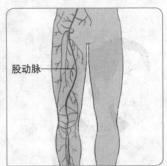
股动脉
下肢出血指压止血部位

（8）小腿出血：小腿及其以下部位出血，先在腘窝处摸到腘动脉，然后用拇指向腘窝深处压迫止血。

（9）足部出血：用双手拇指或示指分别压迫内外踝连线中点前外上方的足背动脉、足跟内侧与内踝之间的胫后动脉。

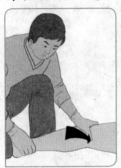
指压止血法：小腿出血

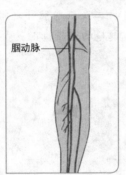
腘动脉
小腿出血指压止血部位

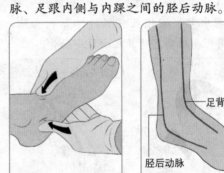
指压止血法：足部出血

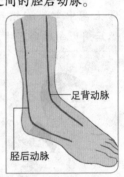
足背动脉
胫后动脉
足部出血指压止血部位

2 加压包扎止血法

适用情况：毛细血管、静脉或小动脉出血。当伤口内有碎骨片时，严禁使用此包扎法，以免加重损伤。

具体步骤：

（1）先用干净纱布、纱布垫子或毛巾等做成垫子盖住伤口。

（2）将三角巾或绷带折成条状对伤口进行加压包扎，加压的力度以能够停止出血为宜。

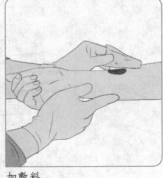
加敷料

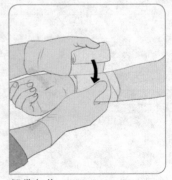
绷带包扎

3 加垫屈肢止血法

适用情况：前臂或小腿部位出血。

具体步骤：

（1）如果是前臂出血，就在肘窝处加垫棉垫、布垫等；如果是小腿部位出现，就在腘窝加垫。

（2）稍用力弯曲肘部或腘部，紧压住垫子，使得垫子对肘窝或腘窝处的动脉造成压迫，以达到止血的目的。三角巾折成带状，或直接用绷带、布带等固定住弯曲的肢体。

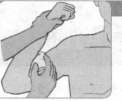 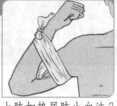

上肢加垫屈肢止血法1　　上肢加垫屈肢止血法2

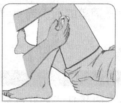 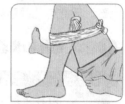

下肢加垫屈肢止血法1　　下肢加垫屈肢止血法2

4 止血带止血法

适用情况：前臂或小腿部位出血。

具体步骤：

（1）在要缠止血带的部位放一块布料或纸做的垫子，然后将三角巾叠成带状或用绷带、手帕、布条等缠绕肢体1~2周。

（2）打一个活结，再用笔杆或小木棒插入止血带缠绕的外圈内。

（3）左手维持活结不松散，右手拿住小木棒一头，顺时针或逆时针转动小木棒，将布条绞紧。

（4）绞到最后一圈时，将木棒插入活结的环中，拉紧活结，再打一个结固定住搅棒。

（5）用一张小纸片标注好包扎开始的时间，随附在包扎处。因为若持续长时间过紧包扎，可能导致肌肉坏死等并发症，所以最好标注好开始包扎的时间，并每隔50分钟松开一次。

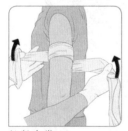 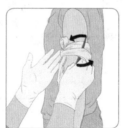 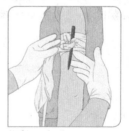 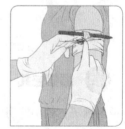

绷紧布带　　　　　　活结穿绞棒　　　　　绞紧　　　　　　固定绞棒

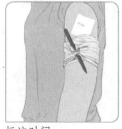

标注时间

⚠ **【注意事项】**

1 止血前应根据伤口的位置、严重情况等选择适宜的止血方式。

2 使用止血带包扎止血时，一定要注意松紧的控制，太松不容易止住血，太紧易导致肌肉坏死。并且一定要标注好时间，间歇放松止血带。

如何进行包扎

　　包扎是最基本的外伤应急处理措施之一，及时正确的包扎可以有效起到隔绝污染、保护伤口、止血减痛等作用，而错误的包扎则有导致出血增加、感染加重或留下后遗症等危险。因此包扎并不只是简单的捆绑或包缠，尤其需要引起操作者的重视。

①②③ 包扎的步骤

1 检查伤势，暴露伤口。

　　同样是躯体上的伤口，如肝破裂、腹腔内出血等合并内部脏器损伤，应该优先考虑内脏损伤的救治，不可只顾表面伤口的包扎而贻误了内伤的救治时间。

2 根据伤口的情况选择适合的包扎方法。

　　如果伤口适合且需要包扎，那么应按出血量、出血速度等选择合理的包扎方式。出血量大、速度快的伤口应采用加压包扎或加压包扎加止血带止血；而出血量小、速度慢的伤口则可先清洁伤口再进行普通包扎就行。

伤口清洁方法 ◉

　　一般的小伤口清洁都可采用 75% 的酒精棉球涂擦。在没有酒精棉球的情况下，也可以先用干净的棉花、纸巾、纱布等从伤口边缘一点一点地向外将伤口周围的污渍清理干净，然后再用温开水或淡盐水反复冲洗伤口表面。

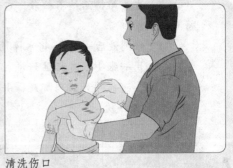

清洗伤口

✚ 绷带包扎

适用情况：较小的伤口

使用材料：卷式绷带、布带、衣服撕成的布条等

固定方法：

1 直接用胶带粘贴固定。

　　有的绷带自身就带有黏性，固定时将绷带末端往里稍折叠，然后直接用医用胶布粘贴固定好即可。

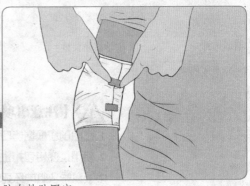

胶布粘贴固定

2 使用绷带扣固定。

如果购买的绷带包里配有绷带扣，就可直接使用绷带扣进行固定。

3 使用安全别针固定。

别针固定是最方便的一种方式，适用于所有类型的绷带。

4 打结。

当绷带将伤口全部包扎覆盖好，再将绷带松松地平行缠绕两圈，然后与就近的一圈打结固定。

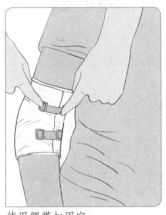

使用绷带扣固定

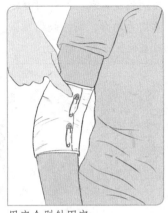

用安全别针固定

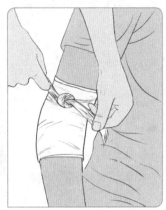

打结固定

一 普通包扎

适用情况：出血口小，流血少的伤口

具体步骤：

1 先将伤口消毒清理干净，然后用干净的敷料，如棉花、干净的软布等覆盖在伤口上。

2 三角巾折成带状，或直接用绷带、布带等缠绕包裹敷料，缠绕包扎过程中注意松紧适中。

3 将敷料全部缠绕住后，拉住布带两端，任意打结固定住即可。打结时要小心不要压到伤口。

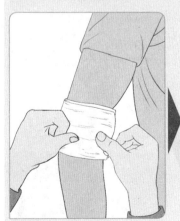

覆盖敷料

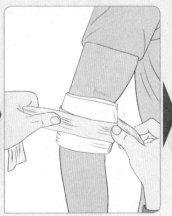

缠绕包裹

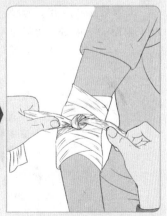

打结固定

二 螺旋包扎

适用情况：出血量不太大的一般伤口
具体步骤：

① 伤口处加棉布、纱布等敷料覆盖好；绷带重叠缠绕伤口敷料下方的肢体两圈以固定。

② 从缠绕固定好的地方开始，自下而上沿同一个方向缠绕包扎。缠绕时要注意用力均匀，新缠绕的圈带应盖住上一圈带的三分之二。

③ 待绷带将敷料完全盖住后，再重叠缠绕两圈，剪断后和就近一圈的绷带打结固定。

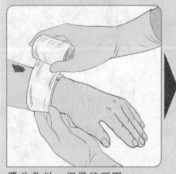

覆盖敷料，绷带缠两圈

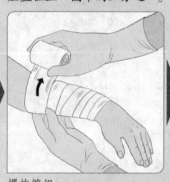

螺旋缠织

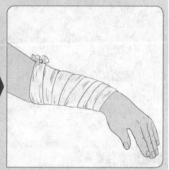

打结固定

三 八字形包扎

适用情况：伤处（四肢）粗细不等的部位
具体步骤：

① 伤口处加上棉垫、纱布等敷料；绷带缠绕患者受伤肢体处两圈固定。

② 握住绷带一端，由下往上缠绕包扎肢体，每缠绕1圈即向下返折1次。反折时一手要注意固定住绷带上方的中央部分，以免绷带滑动，另一只手则将绷带向下返折、后绕并夹紧。绷带反折处应尽量避开患者伤口。

③ 当绷带把敷料完全缠绕住后，拉住绷带再重叠缠绕肢体两圈，剪断后和最外的一圈绷带打结固定。

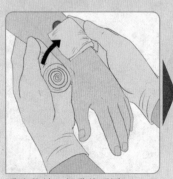

覆盖敷料，绷带缠两圈

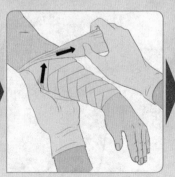

八字形缠绕

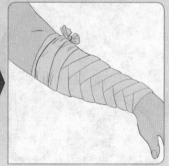

打结固定

四 环形包扎

适用情况：肘部、膝部、手和脚跟等能弯曲的关节

具体步骤：

1 在伤口处放上布垫、纱布之类的敷料；包扎时先将绷带在患者肢体的关节中央重叠缠绕两圈做固定。

2 握住绷带一段，先向下绕一圈，再向上绕一圈，如此反复向下、向上缠绕，直到绷带将敷料全部盖住。

3 当绷带将敷料完全遮盖住后，在关节的上方重复缠绕一圈，剪断，和就近一圈的绷带打结固定即可。

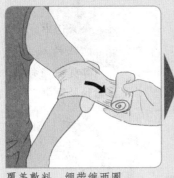
覆盖敷料，绷带缠两圈

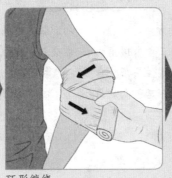
环形缠绕

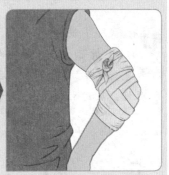
打结固定

✚ 三角巾包扎

适用情况：基本上任何部位受伤都能使用，尤其适宜处理较大的伤口和多处受伤的情况。

适用材料：医用三角巾、干净的衣物、被单、头巾、毛巾等折成或撕成三角形后都可当三角巾使用。

固定方法：三角巾固定时，一般打成平结。因为平结具有小巧、牢固、不易滑脱、易解开的特点。

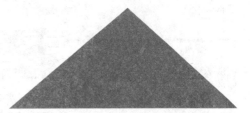

打平结步骤：

1 将两段布带相交叉。

2 拉住右下端的布带由下至上穿过上边的两布带。

3 继续拉住布带右下往里穿入上端的布带，并从上拉出。

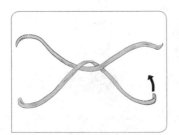

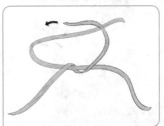

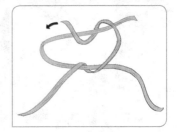

4 分别拉住左右上下四端布带，一同拉紧即可。

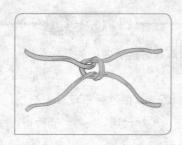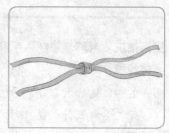

一 头部包扎

1 将三角巾底边向内折 2～3 厘米宽，然后放在前额处，底边位于眉梢上方。

2 将三角巾顶角向后盖住头顶，自然垂于颈后；两底角向后拉，在头后部左右交叉，压住顶角。

3 拉住两底角绕回前额部打结，注意松紧适中。

4 拉住两底角绕回前额部打结，注意松紧适中。

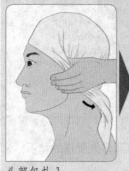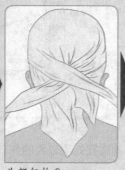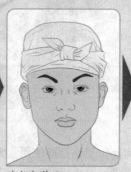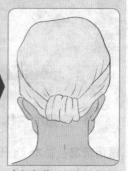

头部包扎 1　　头部包扎 2　　头部包扎 3　　头部包扎 4

二 头、下颌、两颊包扎

1 在三角巾顶角和底边中央各打一个结，使三角巾形状类似风帽。

2 把顶角的结放在病人前额，底边中央的结放在头后部，从后边包住头部；接着拉住两个底角，在下颌处交叉。

3 将交叉后的两底角绕到头后部，在底边中央的结上再打一个结，固定住即可。

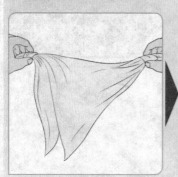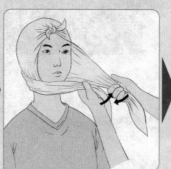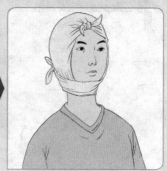

头、下颌、两颊包扎 1　　头、下颌、两颊包扎 2　　头、下颌、两颊包扎 3

三 面部包扎

1. 先将三角巾的顶角打一个结，放在下颌处。预先对准眼、鼻孔、嘴等处剪好4个相应的洞，罩在伤者面部。

2. 将三角巾左右两个底角拉到头后交叉，再绕回前额部打结固定。

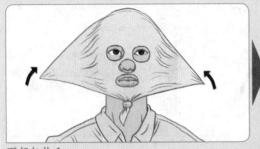 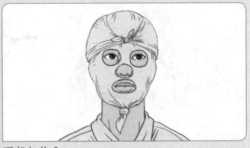

面部包扎1　　　　　　　　　　面部包扎2

四 单眼包扎

1. 将三角巾折成6厘米左右的带状巾，将其斜盖在一侧伤眼上，将下侧较长的一端经颈后绕到额前压住上侧较短的一端。

2. 长端继续沿着额部向后绕至脸侧太阳穴附近，同时短端也反折至同侧太阳穴附近与长端打结固定。

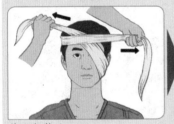 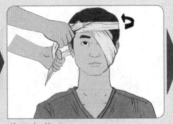 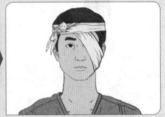

单眼包扎1　　　　　单眼包扎2　　　　　单眼包扎3

五 前臂包扎

1. 将三角巾展开放于胸前手后，三角巾顶角朝向受伤的手臂。拉住三角巾位置在上一个底角，绕过无伤一侧的肩、颈，搭在受伤一侧的肩膀上。

2. 拉起下端的底角，承托住受伤的手臂，与颈肩处的底角打结固定。

3. 抓住肘关节处的绷带顶角并拧紧，使其与肘部贴合，然后往里掖好即可。

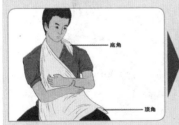 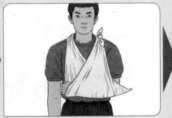 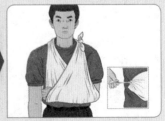

前臂包扎1　　　　　前臂包扎2　　　　　前臂包扎3

六 手部包扎

1 把手放在三角巾上，指尖对准三角巾的顶角，将顶角向上覆盖住手背。

2 将两侧底角拉向手腕正中，与顶角交叉。

3 拉住两底角于手背腕处打结固定，顶角拧紧后掖入结内。

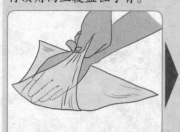

手部包扎1

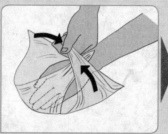

手部包扎2

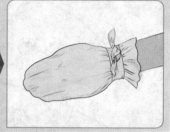

手部包扎3

七 肩部包扎

1 三角巾底边中央位置放在受伤肩侧的上臂处，顶角朝上。

2 近伤侧的一个底角平绕伤肩上臂一圈，打结固定。

3 另一底角从胸前穿过腋下后在身后与顶角打结即可。

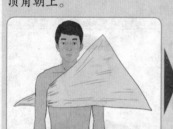

肩部包扎1

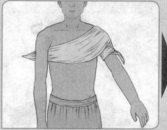

肩部包扎2

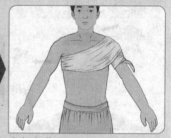

肩部包扎3

八 胸背部包扎

1 准备两块三角巾，拉住其两个顶角打一个平结固定。

2 将打好结的顶角放在受伤胸部一侧的肩上，并将三角巾铺展好。

3 将两块三角巾剩余的四个底角，两两相对拉紧，在身侧系平结固定。

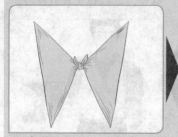

胸背部包扎1

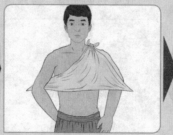

胸背部包扎2

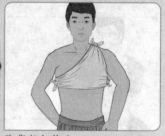

胸背部包扎3

九 腹部包扎

腹部包扎比较特殊，首先得确定有无内脏脱出，情况不同所采取的包扎方法也不同。以下是腹部无内脏脱出的包扎方法。

1 将三角巾顶角朝下，放在一侧大腿根部下方，底边置于腰处，与腰平行。然后拉紧三角巾腰际双侧的底角，绕到腰后打

结固定。

2 将顶角绕过会阴部、臀部与腰后的结相会，再打一次结固定即可。

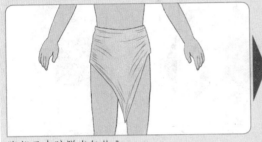

腹部无内脏脱出包扎 1

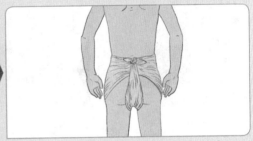

腹部无内脏脱出包扎 2

以下为腹部有内脏脱出的包扎方法。

1 先用消过毒的大块纱布覆盖在脱出的内脏上，再用干净的碗或皮带圈将脱出的内脏罩住。

2 将三角巾沿顶角到底边中点（稍偏左或偏右）的对折线打折，折成燕尾式，然后燕尾朝下、对折线贴腰际，将三角巾贴在腹部。

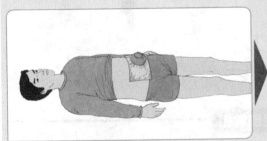

腹部有内脏脱出包扎 1

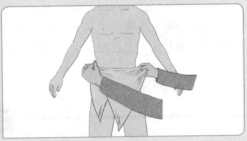

腹部有内脏脱出包扎 2

3 将底边上新形成的一角与顶角在腰部打结。

4 将大燕尾从两腿中间向后拉紧，绕过大腿与小燕尾在大腿外侧打结固定。

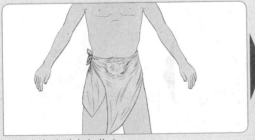

腹部有内脏脱出包扎 3

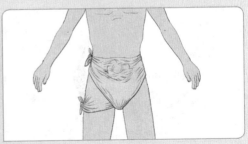

腹部有内脏脱出包扎 4

✚ 臀部包扎

根据伤者部位的不同，臀部包扎又可分为单侧臀部包扎和双侧臀部包扎。

单侧臀部包扎：

1 将三角巾斜放于臀部，顶角接近臀裂下方，下端底角偏向背侧两腿间。

2 顶角穿过大腿根后与底边打结固定。

3 拉起下端底角，沿臀部拉至对侧与另一底角打结。

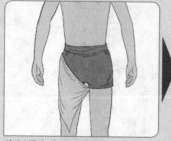

单侧臀部包扎 1

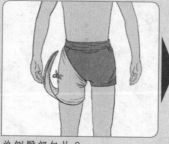

单侧臀部包扎 2

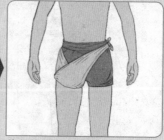

单侧臀部包扎 3

双侧臀部包扎：

1 准备两块三角巾，拉住其顶角打一个平结，然后放在后腰正中。

2 拉住两条三角巾的上端的底角围腰一圈，绕到腰前相互打结。然后提起下端的两底角，分别由臀下大腿内侧绕至前面与相对的边打结，长度够的话也可与上面的两底角打结。

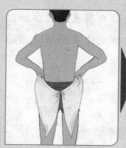

双侧臀部包扎 1

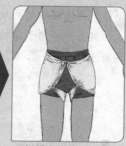

双侧臀部包扎 2

✚一 足部包扎

1 把脚放在三角巾上，足尖对准三角巾的顶角，脚掌与三角巾底边垂直。

2 将三角巾顶角向上覆盖住脚背，然后拉紧两侧底角，向脚背交叉。

3 拉住两底角绕脚腕一圈后回到脚背方向的腕部打平结固定，顶角多余处掖好。

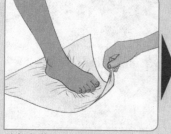

足部包扎 1

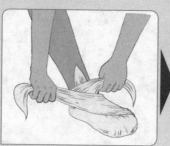

足部包扎 2

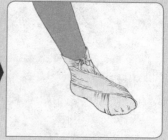

足部包扎 3

网状绷带包扎

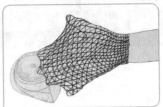

使用情况：几乎适于全身各个部位的包扎，同时还具有固定伤口敷料的作用。

优点：透气性强，不易从皮肤上滑落，特别适用于普通绷带固定不便的部位以及儿童包扎。

网状绷带包扎 1

步骤：

1 选择合适网状绷带。

根据包扎部位选择合适周径的网状绷带，包扎部位不同，所选择的绷带型号也不同。

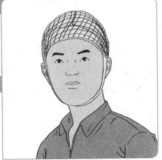

2 剪取适用长度。

按伤口需要包扎的面积剪取适当长度的网状绷带。伤口位置放好敷料后，将剪下的网状绷带套在伤口外即可。

网状绷带包扎 2

【临时绷带】

在没有携带急救箱的情况下，你可以用枕头套、围巾或擦碗毛巾等材料自制一条临时绷带，其步骤如下图所示。需要注意的是，制作绷带时不能使用过于柔软的材料。这种临时绷带能够起到止血的作用，当患者被送到医院之后，医务人员将会除去绷带，然后对伤口进行治疗。

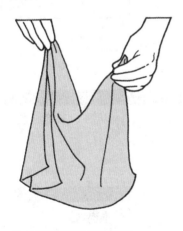 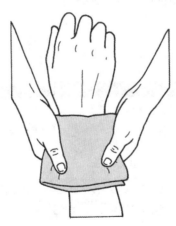 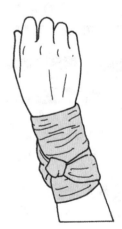

⚠ 【注意事项】

1 包扎时要松紧适宜，过松起不到止血、固定的作用，过紧则会妨碍血液循环，可能导致新的损伤。

2 包扎时可尽量利用周围可利用的衣物、布条等，但应注意所使用的包扎物品要洁净，以防污染伤口，导致感染。

如何进行固定

固定主要是针对骨折而言。一般情况下，根据断骨有无透过皮肤，可将骨折分为闭合性骨折和开放性骨折两类。闭合性骨折皮肤不破、没有伤口，断骨与外界不相通；开放性骨折则表现为骨头断端穿过皮肤，伤口与外界相连等。但不管哪种骨折情况，在搬运前都必须要先做好固定的工作，否则不仅不利于搬运，而且势必加重伤情。

【骨折的征兆与迹象】

受到触碰会疼痛难忍（a）。

受伤部位发生肿胀、瘀伤（b）和变形现象（如骨骼线条不规则或发生骨折的手脚比平时短等）（c）。

伤者行动不便。

受伤的部位无法像以前一样正常活动或无法活动。

行动时骨头内有摩擦的感觉。

伤者可能会出现休克症状。

除非遇到特殊情况，如现场有危险等，否则不要搬动骨折的伤者。

不要试图检测伤者的骨折程度，否则会对伤者造成进一步伤害。

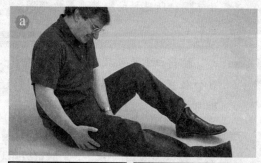
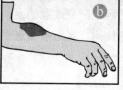
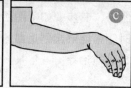

❶❷❸ 固定的材料

1 夹板

主要用途是扶托固定伤肢。选择时长度宽度要与伤肢大小相适宜，长度一般要能保证可以跨伤处上下两个关节。没有夹板时也可用健侧肢体、树枝、竹片、厚纸板、报纸卷等代替。

2 敷料

主要是用作垫衬。干净棉花、布块、衣服等都是常见的敷料来源。

3 绷带、三角巾

主要用于包扎捆绑夹板。腰带、头巾、绳子等也可以用作绷带、三角巾的临时替代品。

①②③ 固定的部位与方法

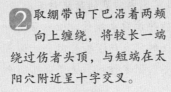

一 下颌骨脱位

1 如口腔内有脱落的牙齿、义齿等，要先将其取出，然后用纱布或布垫轻轻托住伤侧的下巴。

2 取绷带由下巴沿着两颊向上缠绕，将较长一端绕过伤者头顶，与短端在太阳穴附近呈十字交叉。

3 拉住交叉后的两端水平方向分别沿额前、脑后绕至对侧打结固定。

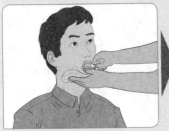
下颌脱位固定 1

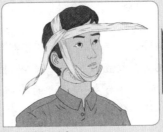
下颌脱位固定 2

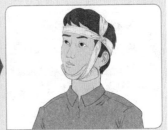
下颌脱位固定 3

二 锁骨骨折

1 伤者坐直挺胸，包扎固定人员以一膝顶在病人背部两肩胛骨之间，两手将伤者的肩逐渐往后拉，使其胸尽量前挺，并在伤者两腋下垫上棉垫。

2 将三角巾折成四指宽的带状，先绕左肩关节一圈，并在后背交叉，然后拉住较长一端紧绕右肩关节一圈，最后回到后背与较短的一端相互打结固定，整个固定的过程中注意将布带拉到微紧程度。

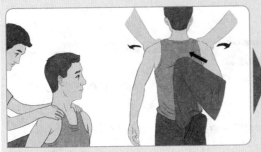
锁骨骨折固定 1

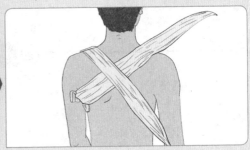
锁骨骨折固定 2

3 拉住三角巾的两端于后背打结固定，打结时应注意尽量将两底角拉紧，使伤者两肩微朝后拉。

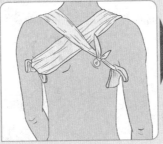
锁骨骨折固定 3 背面

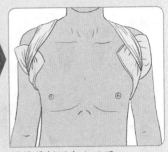
锁骨骨折固定 3 正面

三 颈椎骨折

有专门的颈托：

直接利用颈托进行固定。目前国内常见的颈托种类很多，使用前应先熟悉说明书，依据指导步骤来操作。但不管哪种颈托，佩戴时都需要注意将颈托的原点与下颚处贴合。佩戴的松紧度也要调节好，太松起不到固定作用，太紧则反而会对颈部造成损伤。

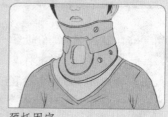

颈托固定

没有颈托的情况：

1 将伤者先移至硬木板上，仰卧，并在颈下放上适量衣服或低矮的枕头，放置的高度应与颈部相宜，稍微能填满颈部与木板间的空隙即可。太低起不到固定作用，太高则易造成对颈部的二次伤害。

2 在颈部两侧分别放上枕头、衣服、沙袋等可做固定用的物品，并用绷带将其与伤者的头部、木板一同固定住，以免头部晃动而加重颈伤。

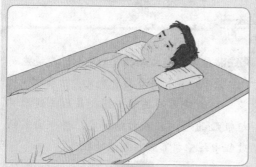

垫高颈下至合适高度

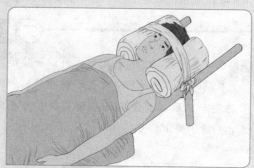

绷带固定

四 上臂骨折

有夹板的情况：

1 将两块夹板分别置于伤者上臂的内外两侧，夹板与手臂间需先加上敷料，然后用绷带选择2～3处进行固定。

2 将受伤一侧手肘轻轻弯曲90度，用三角巾悬挂托住，三角巾两底角于颈后打结。为进一步固定，也可在三角巾与夹板间再系一条绷带。

没有夹板的情况下：

先用一块三角巾作为小悬带将伤肢前臂悬吊于胸前，再用另一块三角巾折叠成宽带状，直接将受伤的上臂固定在胸廓上。

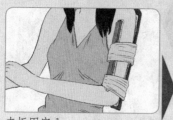

夹板固定1

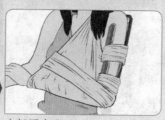

夹板固定2

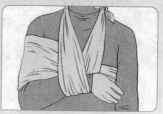

上肢骨折无夹板固定

（五）前臂骨折

有夹板的情况：
将手心向下置于木板上，使手心可握住夹板一端；上侧也以长度相当的木板固定，再用三角巾悬吊好。

没有夹板的情况：
先用三角巾作为大悬带将伤臂悬吊于胸前，再另取一条三角巾折成宽带状，将伤臂直接固定在胸廓上。

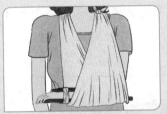
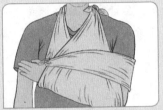

前臂骨折夹板固定　　　　　　前臂骨折无夹板固定

（六）手指骨折

有夹板的情况：
将两块长度长于骨折伤处的小木片即夹板，分别置于骨折手指的两侧，然后用胶布或绷带将手指与夹板一同缠紧固定即可。

没有夹板的情况：
直接将骨折的手指与健侧的手指用胶布缠绕在一起固定即可，缠绕时应注意松紧适中，以免影响血液循环。

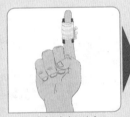
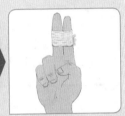

手指骨折夹板固定　　　　　手指骨折无夹板固定

（七）大腿骨折

有夹板的情况：
伤口包扎好后，将一长木板置于受伤大腿外侧，下至足跟，上至腋部，腋部与夹板间放上棉花或布料作为衬垫。再将一短木板置于伤腿内侧，下至足跟，上至腹股沟，膝关节、踝关节、空隙处和骨折处分别加衬垫，然后用三角巾依次固定骨折两端、膝关节、小腿中段、踝关节、臀部、胸部。

没有夹板的情况：
将伤肢与健侧肢体直接用绷带或三角巾固定在一起，关节和骨突之间加上衬垫。主要固定的点包括：骨折处两端、膝关节、小腿中段、踝关节、臀部。

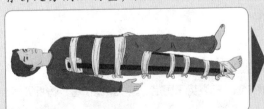
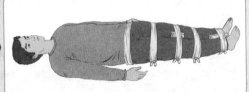

大腿骨折夹板固定　　　　　　大腿骨折无夹板固定

(八) 小腿骨折

有夹板的情况：

将夹板放于小腿内侧，长度下至足跟，上至膝关节以上，如有两块夹板可内外各放一块，内侧夹板稍短。在关节处及空隙处加上衬垫，然后将三角巾折成宽带，依次固定住骨折处两端、大腿中部、膝关节及踝关节处。

没有夹板的情况：

将伤肢和健肢紧靠在一起，膝关节、踝关节之间加上衬垫，然后分别在骨折两端、大腿中部、膝关节、踝关节处依次用绷带或三角巾固定住。

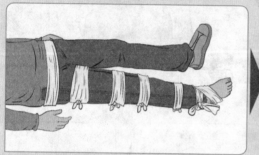

大腿骨折夹板固定

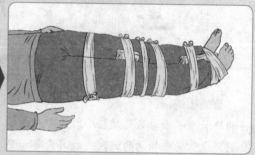

大腿骨折无夹板固定

(九) 脊椎骨折

脊椎骨折在搬运固定时都必须十分小心，在对脊椎骨折伤者的抢救中，一定要注意防止脊椎弯曲和扭曲，所以不能用软担架或徒手搬运。固定时，最少应由四人用手分别托住伤者的头、肩、背、臀、下肢，动作一致将伤者抬到硬木板上，并在腰部垫上薄枕，使脊椎保持自然形态，然后用绷带、绳索等将伤者固定在硬板上。

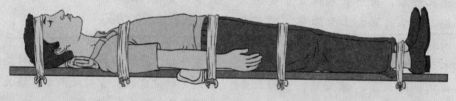

脊椎骨折固定

⚠️ **【注意事项】**

1 在不确定伤者是否骨折、是否需要固定时，都应按照固定的步骤来急救。

2 固定时，尽量不要移动患者，或按患者认为最为适宜的姿势来固定。越少搬动伤者，骨折处所受的二次损伤就越小。

如何搬运患者

当伤者经过简单的现场急救处理后，应立即将其转送至专门的医疗单位，以进行下一步的抢救。搬运过程中急救人员除了要针对不同的伤情采取不同的搬运方法外，还要注意随时观察伤者情况变化，最大限度地实现伤者的及时安全转移。

✚ 搬运方式与方法

按施救人数分，常见的有单人搬运、双人搬运和多人搬运三种；按搬运方式分，可分为徒手搬运和借助外物搬运两种。

一 单人徒手搬运

1 扶持法。

单人搬运时，如果伤者还能够行走，搬运人员可用双手或肩支撑挽扶伤员以实现转移。

2 环抱法。

在伤者体型比施救者体型小，且不能行走，但手臂有力的情况下，可采用环抱法。环抱的时候，搬运者双手分别托住伤者背部及大腿，伤者双手轻轻抱住搬运者的脖子，然后借由施救者托抱着实现转移。

3 背负法。

在患者不能行走，胳膊有受伤但较轻微，且体型小于搬运者或与搬运者大致相当的情况下，可采取背负法来进行伤员转移。需要注意的是，在背负的时候，若伤者已经失去意识，就必须将患者双手交叉叠放于搬运者胸前，以帮助固定。

4 拖行法。

当伤者体型较大或处于昏迷状态时，可使用拖行法。拖行时，急救者从后托住伤者腋窝，用上臂承托其头部重量，然后倒退拖行。

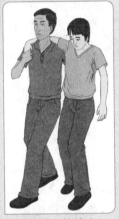
单人徒手：扶持法

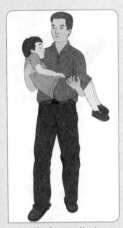
单人徒手：环抱法

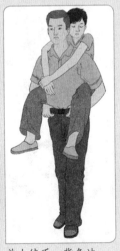
单人徒手：背负法

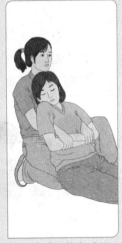
单人徒手：拖行法

二 双人及多人徒手搬运

1 膝肩抱法。

双人徒手搬运伤员时，如果伤者受伤的部位不在腰、脊柱、脖子、肩、腿这些地方，就可采取膝肩抱法，搬运时两人分别双手抱住患者膝部、肩部，统一步伐移动即可。

2 椅式坐抬法。

在伤者意识清醒、两个搬运者身高大致相当的情况下可以采用椅式坐抬法。搬运时施救者下侧的手相互握紧托住伤者大腿，上侧的手握紧扶住患者背部，伤者双手分别搭在搬运者的肩部以固定坐好，然后搬运者协调好步伐统一移动即可。

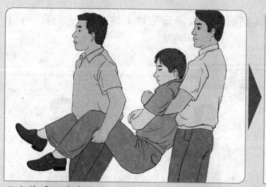

双人徒手：膝肩抱法

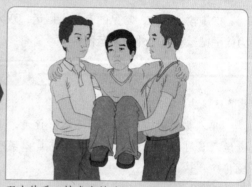

双人徒手：椅式坐抬法

3 杆式坐抬法。

杆式坐抬法和椅式坐抬法较为相像，但患者背后没有倚靠，完全需要患者双手分别搂住搬运者的颈部以固定坐稳，因此只能用来搬运意识清楚，且腰背部足够有力以支撑自己的伤者。

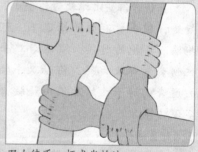

双人徒手：杆式坐抬法

4 多人搬运。

三人及三人以上的搬运即为多人搬运，主要用于胸部、腰部、背部、脊柱等部位受伤的伤者。搬运时，需分别托住伤者的颈、腰、臀、大腿、小腿等关键部位，保持伤者肢体自然平整，搬运时要注意步调、动作幅度一致，轻抬轻放。

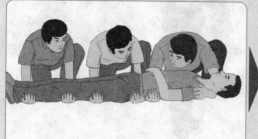

多人搬运1

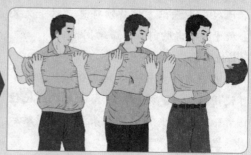

多人搬运2

三 椅子、担架搬运

1 利用椅子搬运。

如果搬运现场有椅子，尤其是靠椅，可以直接利用椅子来实现伤员的转移。搬运时只需要将伤员固定稳坐于椅子上，然后直接搬运椅子即可。

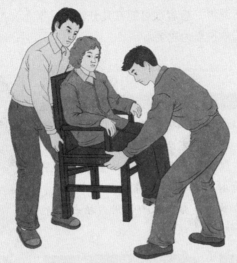

椅子搬运

2 利用担架搬运。

担架是搬运中常用的器械，利用担架搬运伤员时需要至少 2 ~ 3 人。上下担架时要轻抬轻放，注意托住伤员的头部、腰部、臀部、膝部、腿部，且动作要保持协调一致。另外如遇到上下楼梯，尤其需要注意保持担架平稳，使伤员保持在水平状态。

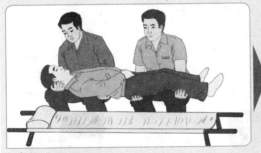
担架搬运 1

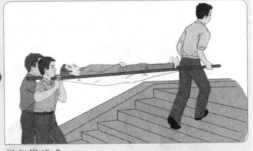
担架搬运 2

⚠ 【注意事项】

1 搬运前必须妥善处理好伤者的伤口，除非不搬离环境即有生命危险或者救护人员无法在短时间内赶到，否则都应先进行止血、包扎等伤口处理，再进行搬运。

2 搬运过程中要注意观察伤者的情况，如脸色、呼吸等生命体征，并能够根据伤者的情况变化采取相应的措施。

3 搬运过程中，要注意伤者的保暖，尤其是已昏迷的伤员，保暖很重要。

4 在火灾现场浓烟中搬运，需要匍匐前进，否则容易被浓烟呛住，影响搬运且加重伤者病情。

如何进行通气

在鼻咽腔、气管被食物、血块、呕吐物等其他异物堵塞，喉头水肿，昏迷后舌根后坠等情况下，若不及时进行通气，患者很可能在几分钟内就窒息。在这些情况下，现场的一些急救措施甚至比医院的救护更为重要。

①②③ 操作步骤

1 拍背。

一般情况下由进食较大块食物或边说笑边进食引起的突然呛到，多为不完全性气道堵塞，患者虽然感到呼吸费力，但通过剧烈咳嗽、拍背等就能将堵塞物咳出。拍背时，患者要上身前倾或半俯卧，施救者配合患者咳嗽的节奏，以手掌用力拍击其背部，帮助其将异物咳出。

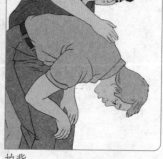

拍背

2 患者自己利用硬物推挤。

在咳嗽无效，且只有患者一人的情况下，患者自己可借助椅子背、桌子角等坚硬物体，推挤、冲击腹部上侧，迫使异物排出。

3 采用海姆立克法。

患者上半身前倾，施救者从后用双臂环抱住患者上腹部，双手相互扣住并用力冲击患者腹部，迫使堵塞物排出。

4 指抠口咽。

在患者已经昏迷，且口内可能含有土块、污泥、河沙、呕吐物等的情况下，应先将患者的领口、领带、丝巾、围巾等解开，然后一手将其

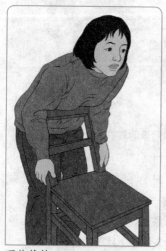

硬物推挤

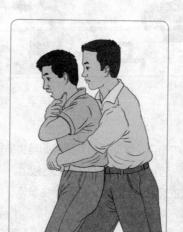

海姆立克法

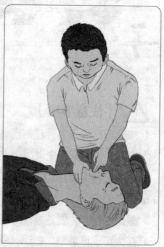

指抠口咽法

舌头拉出，用木筷、木板之类的硬物放在其上、下齿之间；另外一手则用干净的布或徒手将患者口鼻内的污泥、土块、呕吐物等清理干净。

5 托颌牵舌。

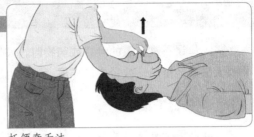

若是由昏迷而舌根后坠堵塞声门引起的窒息，施救者可一手从昏迷者的下颌骨后方向前托起其下颌，促使患者头后仰、舌根上移，一手将其舌尖拉出，以恢复通气。

托颌牵舌法

6 进行人工呼吸。

清除了患者口鼻内的堵塞物后，如果患者还未恢复呼吸，应立即着手给患者进行人工呼吸。人工呼吸具体操作方法如下：

（1）使昏迷者头后仰，口张开。其方法主要有仰头举颏法和仰头举颌法两种。

仰头举颏法：施救者一手放在患者前额，小鱼际贴于患者双眉附近，手掌向后用力；另一手的示指托住下颏，稍用力抬起，使患者口张开，便于自主性呼吸。

仰头举颌法：施救者两手分别放在患者头部两侧，肘部放在患者所躺的平面上。然后抓住患者下颌角，迫使其下颌抬起。

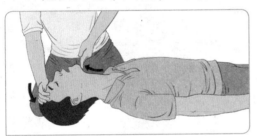

仰头举颏

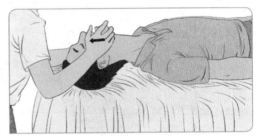

仰头举颌

（2）口对口呼气。施救者一手拇指和示指捏紧患者鼻孔，深吸一口气后对准患者口内猛吹气至患者胸部抬起；然后放开患者鼻孔，使患者被动呼气，此时可见患者胸部回缩，并能感到有气流自患者口鼻逸出。吹气时每次的量控制在 500 ~ 1000 毫升，以眼睛能看到患者胸口微微起伏为宜。

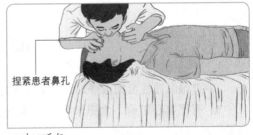

捏紧患者鼻孔

口对口呼气

⚠️ **【注意事项】**

1 人工呼吸时，施救者应随时注意观察患者状况，判断要不要进行下一步（心脏按压）急救。

2 在患者口腔有严重外伤或牙关紧闭时，人工呼吸的方式可改为口对鼻呼气，但必须堵住口部。

如何进行催吐

当人体误吞进有毒的食物或药物时，如果立即进行催吐，不仅可在最短的时间内将毒物最大限度地排出，减轻中毒程度，同时也能为后期的专业抢救制造更多的机会。

❶❷❸ 催吐方法

催吐时，可直接用手指按压舌根，并碰触扁桃体，使机体产生反射引发呕吐反应；也可用汤匙、筷子或压舌板等代替手指刺激咽喉引起呕吐。如引吐困难，可先饮用大量温开水至胃饱胀后再进行催吐；第一次催吐过后，需要饮用大量温开水，以进行二次催吐，如此反复，最好能将胃内的有毒物质全部吐出，直到吐出清水样物质。

也可用药物催吐，如口服吐根糖浆 15 ~ 20ml，如 20 分钟尚未呕吐可重复给予，但已用活性炭者，则呕吐无效。阿扑吗啡有强烈催吐作用，用量为 0.06mg ~ 0.1mg/kg（1 ~ 3岁可用 1mg），皮下注射，但已有中枢神经系统抑制者，阿扑吗啡无效；吗啡中毒者忌用阿扑吗啡。

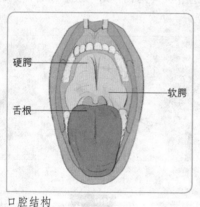

口腔结构

硬腭

舌根

软腭

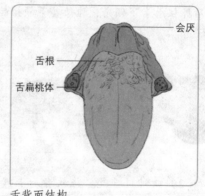

会厌

舌根

舌扁桃体

舌背面结构

【催吐的禁忌症】

1. 有抽搐或昏迷者不能使用。

2. 口服腐蚀性毒物或煤油、汽油等中毒者不能使用。

3. 有严重心脏病、食道静脉曲张或溃疡病者不能使用。如诊断尚未明确，或有其他必要时，应将呕吐物留取标本以供检验。

 【注意事项】

❶ 吐出的食物或还没吃完的食物需要留下一些，作为样本以供救护人员检验使用。

❷ 即使胃内所有食物都已经吐出，还是应立即到医院进行检查。

❸ 大量催吐过后，要注意补水，以防止机体过度失水。

如何进行心脏除颤

当心室由于心肌过敏而开始以每分钟 400 次的速率收缩时，就出现了心室颤动。心室颤动时，心室肌纤维只是颤动而不能形成协调有效的收缩。由于此时没有血液泵出心脏，因此血液循环也就停止了。3 ~ 4 分钟后，因为大脑停止工作人就会死亡。

以前一般认为心脏除颤是只属于医院的急救措施，然而据调查，50% ~ 70% 的急性心脏骤停皆发生在医院外，在这 50% ~ 70% 的患者中，95% 的患者因为不会做心肺复苏或身边没有除颤仪而丧失了生命。可见将心脏除颤作为一种家庭急救技术来掌握是极其必要的。

❶❷❸ 心脏除颤仪的操作流程

进行心脏除颤需要借助除颤仪（AED），除颤仪以前多仅限于医院使用，现在因其操作简单，某些机场和宾馆酒店也有配置，尤其是北京、上海等大城市已经在逐步推广。除颤仪具体的操作流程如下：

1 打开仪器。
打开除颤仪，取出电极。

2 观察患者。
脱掉或剪开伤者的衣服，如果伤者胸部有水渍、汗液，应先擦干。

3 连接仪器。
撕掉电极上的纸，将其分别贴于伤员右胸上部（锁骨下方）和左侧腋窝下位置，并确保电极的长轴顺沿着伤者身体（从头到脚）摆放。

4 仪器运行。
按照除颤仪的语音提示开始操作。

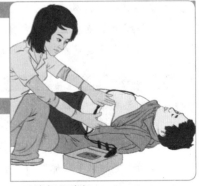

心脏除颤仪除颤

⚠ 【注意事项】

1 任何影响电击的衣物饰品都应除去，确保贴电极的地方没有任何金属物质，衣物上原有的金属物如胸罩内的金属托等都应去掉。如果伤者胸部贴有药膏，也应在使用除颤仪之前除去。

2 除颤仪电极放颠倒而造成的问题并不大，这时为争取抢救时间不用硬把电极再重新对调。

3 一些心脏有问题的伤者可能本身带有心脏起搏器或埋藏式心律转复除颤器，这种情况并不影响除颤器的使用。但如果能看出或感觉出伤者胸部皮肤下有装置，就不要再将电极直接覆盖在其上了。

如何实施海姆立克法

　　海姆立克法是一位名为亨利·海姆立克的外科医生所发明的急救方法，主要用来解决异物窒息造成的呼吸道梗阻问题。其主要原理是利用冲击腹部膈肌下软组织所产生的突然向上压力，压迫两肺下部，使肺部残留的空气形成一股气流，并借助这股气流的冲力将堵塞住气管、喉部的异物排出体外。

❶❷❸ 海姆立克法的应用及具体方法

1 患者意识清醒，有其他施救人员在场的情况

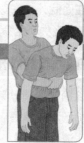
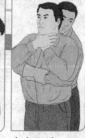

　　（1）施救者站在患者背后，双臂环绕住患者腰部。一手握拳，将拳头的拇指一侧放在病人胸骨以下肚脐以上的腹部。另一手紧握住握拳的一手，两手同时快速向上重击压迫患者腹部。如此重复数次直到异物排出。

一般情况　　患者肥胖

　　（2）如果患者体型明显肥胖，不适于腹部冲击，施救者双臂可由患者腋下环抱住其胸部，一手握拳并将拇指侧置于患者胸骨中部，注意避开剑突肋骨缘，另一手紧握住握拳的一手，然后双手同时向后猛用力，直至把异物排出。

2 患者意识丧失的情况

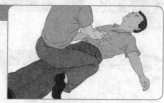

　　将患者置于仰卧位，施救者面对患者，骑跨在其髋部附近。施救者一手掌根放在患者胸廓以下肚脐以上的腹部位置，另一手重叠其上，然后借助身体重量，快速冲击压迫病人腹部，如此重复直至异物排出。

对意识丧失者施救

3 患者意识清醒，但无其他人员在场的情况

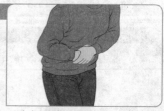

　　患者可一手握拳，将拳头的拇指一侧放在自己胸廓以下肚脐以上的腹部位置。另一手紧紧握住握拳的一手，两手同时用力快速向上重击压迫腹部。或者也可以弯腰借助固定的水平物体，如桌子缘、椅子背、扶手栏杆等，利用物体边缘压迫、冲击腹部，重复数次直至异物排出。

用海姆立克法自救

⚠ 【注意事项】

　　海姆立克法虽然在排出气道堵塞物方面效果显著，但也可能产生部分并发症，如腹部或胸腔内脏破裂或撕裂、肋骨骨折等，所以在患者能够自行咳出异物的情况下，不必使用此法。但如果患者呼吸微弱，已经没有自行咳嗽的能力，就应立刻使用海姆立克法急救。不过在成功抢救后，要注意检查患者有无并发症发生。

如何实施心肺复苏术

心肺复苏术（CPR）也叫作基本生命支持（BLS），是在患者意识丧失、呼吸和心搏骤停的情况下，合并使用人工呼吸及胸外心脏按压来进行现场急救的一种方法。在急救中，患者心跳停止后的 4 分钟被喻为抢救的"黄金期"，这段时间及时采取心肺复苏术对于患者生命的抢救尤其重要。

【适用情况】

心脏病突发、溺水、窒息、触电、中毒或其他意外事件造成的意识昏迷、呼吸及心跳停止等状况。

① ② ③ 具体步骤

1 打开气道。

进行心肺复苏时，应先让患者仰卧，脸朝上放于地面或其他水平面上，然后将患者衣领口、领带等解开。如患者口鼻内有异物，抢救者可一手使患者头后仰，另一手把患者下颌向前提起，使其颈部抬升、舌根上移，以确保呼吸道通畅，然后再用手或毛巾去除口鼻内异物。如异物存在于气管，则需先使用海姆立克法将气管内异物排出，然后再实施心肺复苏术。

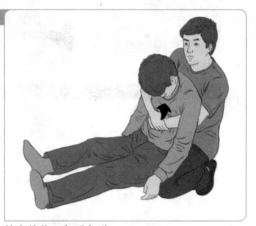

排出异物，打开气道

2 人工呼吸。

通过用耳朵听患者口鼻有无呼吸声，用眼睛看其胸部或上腹有无呼吸起伏等先判断患者有无呼吸。若患者胸廓没有起伏，口鼻也没有气体呼出，则可确认患者不存在呼吸，应立即进行人工呼吸施救。其具体方法参见前文。

3 胸外心脏按压。

胸外心脏按压是依据"心泵机制"的原理，人工在胸骨和脊柱之间进行挤压与舒张的一种急救技术。挤压时可使左右心室受压而泵出血液，放松时可使心室舒张，血液流回心脏。其具体步骤如下：

（1）患者仰卧于平面上，抢救者位于患者一侧，以示指、中指沿患者肋缘划至剑突后在示指上缘定点。定点位置位于胸骨的三分之一处或剑突上二横指的胸骨体部。

（2）一手手掌根部中心置于定点位置，并保持掌根与患者胸骨纵轴相一致，另一手掌根部重叠于该手掌掌背，双手手掌环扣。两肘直伸，并保证肩、肘、手的连线与患者的胸部垂直。

（3）双肘关节伸直，以双髋关节为轴，凭借上肢和自身体重垂直下压，使患者胸骨下沉 3～5 厘米，然后迅速放松，让胸骨弹起，如此反复。放松时双手掌根不要离开患者胸腔，按压要平顺、有规则，按压频率以每分钟 100 次为宜。最理想的按压效果是可触摸到颈部或股动脉的搏动。

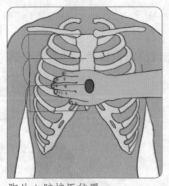
胸外心脏按压位置

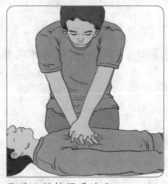
胸外心脏按压手法 1

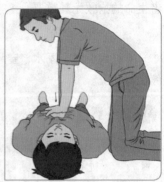
胸外心脏按压手法 2

4 交替进行。

心脏按压与人工呼吸交替进行，可单人施救，亦可由两人分别进行人工呼吸和心脏按压。但无论单人或双人抢救，心脏按压与人工呼吸的比例均为 30：2，即口对口先吹 2 次，再按压 30 次，再口对口吹 2 次，以此类推。

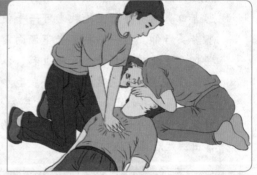
双人心肺复苏法

【 **心肺复苏有效的指标** 】

经现场心肺复苏后，可根据以下几条指征考虑是否有效。

（1）瞳孔：若瞳孔由大变小，复苏有效；反之，瞳孔由小变大、固定、角膜混浊，说明复苏失败。

（2）面色：由发绀转为红润，复苏有效；变为灰白或陶土色，说明复苏无效。

（3）颈动脉搏动：按压有效时，每次按压可摸到 1 次搏动；如停止按压，脉搏仍跳动，说明心跳恢复；若停止按压，搏动消失，应继续进行胸外心脏按压。

（4）意识：复苏有效，可见患者有眼球活动，并出现睫毛反射和对光反射，少数患者开始出现手脚活动。

（5）自主呼吸：出现自主呼吸，复苏有效，但呼吸仍微弱者应继续口对口人工呼吸。

【心肺复苏终止的指标】

一旦进行现场心肺复苏，急救人员应负责任，不能无故中途辍止。又因心脏比脑较耐缺氧，故终止心肺复苏应以心血管系统无反应为准。

若有条件确定下列指征，且进行了 30 分钟以上的心肺复苏，才可考虑终止心肺复苏。

（1）脑死亡：深度昏迷，对疼痛刺激无任何反应。自主呼吸持续停止。瞳孔散大固定。脑干反射全部或大部分消失，包括头眼反射、瞳孔对光反射、角膜反射、吞咽反射、睫毛反射消失。

（2）无心跳和脉搏：有关儿童和婴儿的 CPR 实施方法与成人有所不同，内容详见下表。

成人、儿童、婴儿实施心肺复苏术比较表

		成人	儿童(1~8岁)	婴儿(1岁以内)
判断意识		轻拍、呼喊	轻拍、呼喊	拍击足底
开放气道		头后仰呈90°角	头后仰呈60°角	头后仰呈30°角
吹气	方式	口对口、口对鼻	口对口、口对鼻	口对口、鼻
	吹气量	胸部隆起	胸部隆起	胸部隆起
	频率	10~12次/分	12~20次/分	12~20次/分
检查脉搏		颈动脉	颈动脉	肱动脉
胸外按压	部位	胸部正中线与乳头连线水平(胸骨下1/2处)	胸部正中线与乳头连线水平(胸骨下1/2处)	胸部正中线与乳头连线下方水平
	方式	双手掌根重叠	单手掌根或双手掌根重叠	中指和无名指
	深度	4~5cm	为胸廓前后径的1/3~1/2(2.5~4 cm)	为胸廓前后径的1/3~1/2(1.5~2.5 cm)
	频率	100次/分	100次/分	100次/分
按压：吹气		30：2	30：2	30：2

⚠ 【注意事项】

1 实施心肺复苏术时应随时观察患者的生命体征变化，一般持续 5 个循环（约 2 分钟）后就应再重新判断患者呼吸情况。

2 肋骨骨折，肝、脾破裂等均为胸外心脏按压的常见并发症，因此在进行按压时应根据患者年龄和胸廓弹性灵活掌握，此外对胸部有损伤者不可进行胸外心脏按压。

3 胸外心脏按压的有效指征：散大的瞳孔缩小、发绀消失、皮肤转红、能测到血压、能触到颈动脉和股动脉搏动。

常用消毒灭菌法

消毒和灭菌是确保健康，防止疾病传播和交叉感染的重要措施。

①②③ 消毒灭菌的方法

1 天然消毒法

（1）日光曝晒法：日光由于其热、干燥和紫外线的作用而具有一定的杀菌力。日光杀菌作用的大小受地区、季节、时间等因素影响，日光越强，照射时间越长，杀菌效果越好。日光中的紫外线由于通过大气层时，因散热和吸收而减弱，而且不能全部透过玻璃，因此，必须直接在阳光下曝晒，才能取得杀菌效力。

（2）通风：通风虽然不能杀灭微生物，但可在短时间内使室内外空气交换，减少室内致病微生物。通风的方法有多种，如用门、窗或气窗换气，也可用换气扇通风。居室内应定时通风换气，通风时间一般每次不少于30分钟。

2 物理灭菌法

利用热力等物理作用，使微生物的蛋白质及酶变性凝固，以达到消毒、灭菌的目的，称为物理灭菌法。

（1）燃烧法：是一种简单易行、迅速彻底有效的灭菌方法，但对物品的破坏性大，多用于耐高热，或已带致病菌而又无保留价值的物品，如被某些细菌或病毒污染的纸张、敷料、搪瓷类物品。

（2）煮沸法：是一种经济方便的灭菌法，一般等水开后计时，煮沸10~15分钟可杀死无芽孢的细菌。可用于食具、毛巾、手绢等不怕湿而耐高温物品的消毒灭菌。

（3）高压蒸汽灭菌法：利用高压锅内的高压和高热释放的潜能进行灭菌，此法杀菌力强，是最有效的物理灭菌法。待高压锅上汽后，加阀再蒸15分钟，适合消毒棉花、敷料等物品。

3 化学消毒灭菌法

化学消毒灭菌法是利用化学药物渗透到细菌体内，破坏其生理功能，抑制细菌代谢生长，从而起到消毒的作用，家庭常用化学消毒灭菌方法有以下三种。

（1）擦拭法：用化学药液擦拭被污染的物体表面，常用于地面、家具、陈列物品的消毒。如用0.5%~3%漂白粉澄清液、84消毒液等含氯消毒剂，擦拭墙壁、床、桌椅、地面及厕所。

（2）浸泡法：将被消毒物品浸泡在消毒液中，常用于不能或不便蒸煮的生活用具。浸泡时间的长短因物品及溶液的性质而有所不同。

（3）熏蒸法：即利用消毒药品所产生的气体进行消毒。常用于传染病人居住过的房间的空气及室内表面消毒。

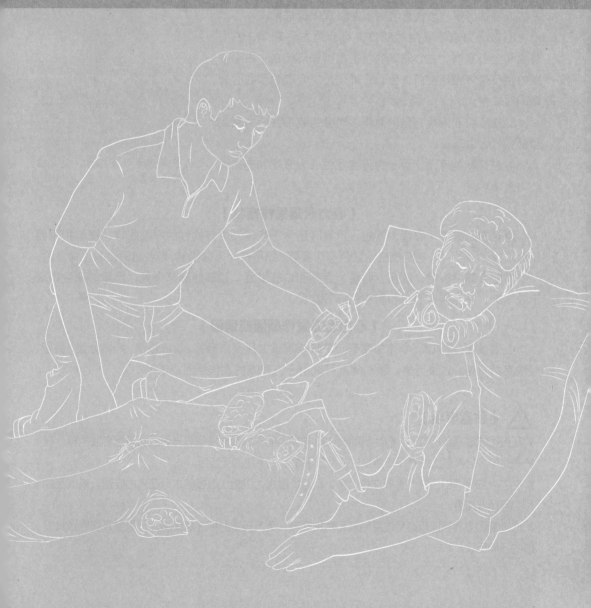

第三章

常见疾病的家庭急救方法

心力衰竭的家庭急救方法

心力衰竭，简称心衰，是一种因心脏不能搏出同静脉回流及身体组织代谢所需相称的血液供应，所引起的一系列心脏循环衰竭症候群。心力衰竭产生的原因很多，且很容易诱发，所以对有心衰患者的家庭来说，不仅要注意尽量排除引发心衰的各种因素，更应具备一定心衰急救知识。

【 心力衰竭类型 】

1. 按病情的发展速度，可分为急性和慢性两种。一般患者以慢性居多，急性患者则以左心衰竭较常见。

2. 按心力衰竭发生的部位，可分为左心衰竭、右心衰竭和全心衰竭。左心衰竭的特征是肺循环瘀血；右心衰竭的特征是体循环瘀血。全心衰竭则是左心衰竭和右心衰竭同时发生。

3. 按心脏收缩或充盈的障碍，可分为收缩性心力衰竭和舒张性心力衰竭。

4. 按症状的有无，可分为无症状性心力衰竭和充血性心力衰竭。

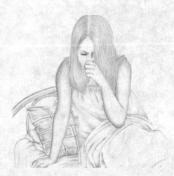

心力衰竭患者半夜憋醒，坐起咳嗽，嘴唇发紫。

【 心力衰竭发作症状 】

急性左心衰竭：心慌、气短，严重时还会于夜间发生阵发性的呼吸困难、嘴唇指甲因缺氧发绀、不能平卧，甚至咳出粉红色泡沫痰等。如不及时采取措施，患者随时会有生命危险。

右心衰竭：咳嗽、咳痰、哮喘、面颊和口唇发紫、颈部静脉怒张等，严重时还会出现下肢水肿，甚至伴有腹水和胸腔积液等状况。

【 心力衰竭发作原因或诱因 】

心肌梗死、心肌炎、心律失常等心脏性疾病或血压突然升高、输液过快、妊娠分娩、感冒、气候突然变化、过度劳累、激动等都可成为心力衰竭的发作原因或诱因。

 【 注意事项 】

1 在进行家庭急救的同时，应尽快呼叫120急救中心，以及时将患者送至医院进行专业抢救。在护送途中，仍需要让患者保持端坐位、两腿下垂，绝不能勉强步行。

2 心力衰竭患者的日常饮食要注意少食、低盐、限水，以防止过多的水分在体内停留，造成浮肿和心脏负担加重。

3 心力衰竭患者平时应避免过度劳累和精神刺激，天气转冷时要注意保暖，尽量避开可导致其发作的各种因素。

心力衰竭类型较多，但急性左心衰竭是其中较常见而又最紧急的，所以这里主要以急性左心衰竭为例来谈谈其急救措施。

①②③ 急性左心衰竭急救措施

1 注意体位。

对于急性左心衰竭者而言最关键的是采取坐位，可将患者搀扶至床边或椅子上坐下，双腿自然下垂或踩在小板凳上，上身稍微前倾。这种姿势可有效帮助减轻心脏负担，使膈肌下降，肺活量增加，进而缓解呼吸困难。

2 吸氧。

家中有吸氧条件者可立即进行吸氧。氧气最好能经过湿化瓶再入鼻腔，氧气流量开始时以 2 ～ 3 升 / 分钟（L/min）为宜，慢慢地可增加至 5 ～ 6 升 / 分钟（L/min），浓度一般控制在 40％ ～ 60％。

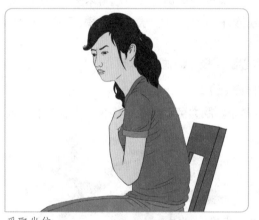
采取坐位

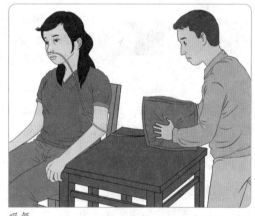
吸氧

3 服药。

患者可于舌下含服 1 粒硝酸甘油或异山梨酯以扩张血管，减轻心脏负荷（低血压和青光眼患者禁服）。但哮喘患者常用的各种止喘气雾剂、平喘药都应禁止服用，这类药物只能加重左心衰竭，严重时甚至可导致患者猝死。

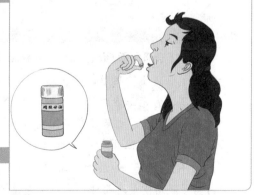
服药

4 缓解焦虑。

急性左心衰竭发作时，患者心率加快，心脏负担加重，并常伴随有濒死感。此时家属的安慰可帮助其缓解紧张情绪，增强克服病痛的信心。必要时也可给患者服用小剂量的镇静药，以减轻焦虑。

心绞痛的家庭急救方法

心绞痛是指由心肌暂时缺血与缺氧所引起的以心前区疼痛为主要临床表现的一系列综合征，冠状动脉粥样硬化狭窄所引起的冠状动脉供血不足是其产生的主要原因。很多时候，心绞痛也是冠心病发作的表现之一。

【心绞痛发作症状】

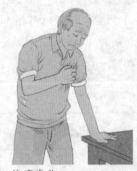

心绞痛发作

疼痛部位：胸骨后手掌大小范围内，另外下颌、颈部、左肩、左臂内侧、手指等地方也可能会涉及；非典型心绞痛的疼痛部位多种多样，可表现为上腹痛、牙痛、颈痛等。

疼痛性质：闷痛、钝痛、压榨痛或灼烧痛，且可轻可重。

疼痛时间：一般在 1 ~ 5 分钟内，常见的多不超过 15 分钟。

其他伴随症状：出冷汗、面色苍白、窒息、心悸、恶心、呕吐、焦虑、濒死感等。

心电图检查：有心肌劳损、缺血的表现。

【心绞痛发作诱因】

劳累、剧烈运动、用力排便；情绪激动或紧张。脑力劳动过久；饱餐、大量饮酒、吸烟；气温下降时没注意保暖，受寒受冻等。

①②③ 心绞痛急救措施

1 就地休息。

立刻就地采取卧位休息，停止其他一切活动，安慰、帮助病人缓解紧张情绪，有条件者可给予吸氧。

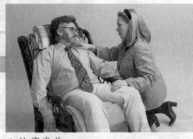

心绞痛发作

2 服药。

舌下含服 1 粒硝酸甘油或 10 粒速效救心丸，一般 1 ~ 2 分钟起效，半小时后作用消失，但低血压、青光眼者禁服。也可将亚硝酸异戊酯放在手帕里压碎之后让患者闻嗅，一般 10 ~ 15 秒即可奏效，但常会有头胀、头痛、面红、发热的不良反应。如患者情绪过于紧张，必要时可给予服用少量地西泮（安定）等镇静药物。

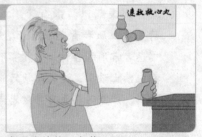

含服速效救心丸等

3 应对昏厥。

若患者已昏厥，应立即将患者平卧，并松开患者的衣领或过紧的衣服，抬高下肢15秒以增加回心血量。同时注意观察判断患者心搏、呼吸情况，若心搏停止，应立即就地进行心肺复苏，并尽快将患者送往医院。

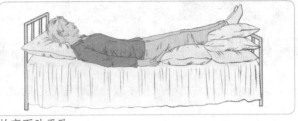

抬高下肢平卧

4 观察抢救情况。

若患者疼痛缓解，也应继续休息一段时间后活动；若服药之后5分钟疼痛仍不见缓解，应立即呼叫120救护车。

【 心绞痛的日常护理 】

（1）消除诱发因素，预防心绞痛发作：大多数的心绞痛发作均有其固定的或相近似的诱因，患者应根据个人的具体情况，总结出每次发病的特点，调整体力活动量，避免过度的情绪激动、焦虑、发怒、精神紧张，减轻不必要的心理负担。注意天气变化，突然受到寒冷刺激或饱餐也可诱发心绞痛。总之在实际生活中予以针对性预防。

（2）改变饮食结构：限制脂肪摄入，控制肥胖，戒烟，避免酗酒和暴饮暴食，减少餐后因心血管活动不稳定引起的心绞痛发作，积极防治高血压和高脂血症，限制钠盐的摄入，减少冠心病的危险。

（3）注意症状变化，警惕心肌梗死的发生：患者应注意每次心绞痛发作的症状及诱发因素的变化，不稳定性心绞痛常是导致急性心肌梗死和猝死的前驱信号，对初发的心绞痛患者、症状和诱因进行性恶化的患者，必须予以住院治疗，并严密观察病情变化。对于具有以下情况之一者，要警惕：

①新近发生的心绞痛。

②原有心绞痛症状加重、发作较频繁、持续时间延长、硝酸甘油疗效较差。

③心绞痛持续时间超过20分钟，经休息或含服硝酸甘油不能缓解。

④心绞痛发作时伴恶心呕吐、大汗和心功能不全，或伴心动过缓、严重心律失常以及血压大幅度波动等。

（4）用药护理：①硝酸甘油是缓解心绞痛的首选药，如心绞痛发作时可用短效制剂1～2片舌下含化，通过唾液溶解而吸收，1～2分钟即开始起作用，约半小时后作用消失，嘱患者不能吞服，如药物不易被溶解，可轻轻嚼碎继续含化。②应用硝酸酯类药物时告诉患者可能出现头昏、头胀痛、头部跳动感、面红、心悸，继续用药数日后可自行消失。为避免体位性低血压所引起的晕厥，患者应平卧片刻，慢慢起床。

 【注意事项】

心绞痛重在预防，平时生活中应保持低盐、低脂饮食，吃饭七分饱即可；不吸烟、少喝酒，不饮用咖啡、茶等刺激性饮料；多吃有助于降低胆固醇含量的食物，如燕麦麸、牛奶、大蒜、玉米等；另外要保持良好的心态，在身体可承受范围内适度增强体育锻炼也很重要。

心肌梗死的家庭急救方法

心肌梗死也称为心肌梗塞或心梗，是冠心病发展到后期严重阶段的一种类型。发病率高，死亡率高，有三分之一甚至一半的患者都是在发病1小时内死亡。心肌梗死死亡率高的原因除了疾病本身的因素外，和未采取急救或急救不当也有着很大关系。

【心肌梗死发病症状】

心肌梗死的临床表现很多，差异也较大，但大体说来以下几种症状较为常见：

1. 胸闷、喘憋。病人可感到不同程度的呼吸困难，严重时甚至不能平卧。

2. 心绞痛。疼痛发作剧烈而持久，并常伴有全身大汗、恶心、呕吐等症状，硝酸甘油治疗无效。

3. 昏厥。多发生于心绞痛发生时的30分钟内，病人突然昏倒，但很快就可苏醒，可伴有恶心、呕吐的症状。

4. 脉搏出现多次连续的"漏跳"，心跳过速或过缓。心跳过速时可达每分钟100次，过缓时每分钟可仅有50次左右。

5. 老年人急性心梗发病时还可能出现上腹痛伴恶心、呕吐，容易被误诊为急性胃肠炎。

【心肌梗死发病诱因及征兆】

过度疲劳，情绪紧张、愤怒或兴奋，暴饮暴食，受寒受冷，便秘时用力屏气等皆容易成为心肌梗死发作的诱因。

心肌梗死常见的病发征兆有心绞痛突然发作频繁或程度加重；感觉疲乏无力，休息也不能恢复；部分病人还会出现腹痛、恶心、胸闷憋气、心悸、头晕，但没有胸痛的症状。大多数情况下，心肌梗死的先兆多在发病前一周出现，约40%病人则是发生于梗死前1～2天。当发现病发征兆时，就应尽早采取措施，进行干预和救治。

❶❷❸ 心肌梗死急救措施

1 让患者就地平卧。

切不可搀扶患者走动或剧烈搬运患者，因为此时任何轻微的活动都会增加患者的心肌耗氧量和加重缺血。正确的做法是协助患者就地平卧，帮助其解开领口、腰带等过紧的衣物，保持室内空气流通以利于患者呼吸。有条件者可给予吸氧年龄、发病症状，如果和病人熟识，可简要说一下

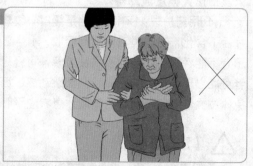

尽量避免患者活动

病人的既往病史，此外救护车可驶入并能停车的地点、附近有无明显标志也要说明白。

2 服药。

舌下含服硝酸甘油1片，如果半小时后病情仍没有缓解，可再含服1片，但不可过量，且低血压及青光眼患者禁服。同时也可辅助含服速效救心丸10粒，或者阿司匹林300毫克嚼碎服用。

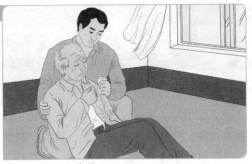

服用硝酸甘油片等

3 观察以待进一步措施。

如果出现血压低、休克症状，应把患者头放低，足部稍垫高，使患者呈头低足高位以增加头部血流。注意为患者保暖，且暂时禁止患者进食，但可饮用少量水。如患者突然意识丧失、脉搏消失，应立即进行心肺复苏，心肺复苏术应坚持到救护人员赶到并将患者安全送达医院为止。

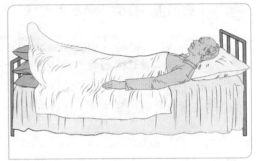

头低足高，少量饮水

【心肌梗死的日常护理】

（1）心理治疗：平时患者精神上要保持舒畅愉快，应消除紧张恐惧心情，注意控制自己的情绪，不要激动。并避免过度劳累及受凉感冒等，因这些因素都可诱发心绞痛和心肌梗死。

（2）急性期需绝对卧床休息：卧床期间应加强护理。进食、漱洗、大小便均要给予协助，尽量避免患者增加劳力。以后可按病情逐渐增加活动量。休养环境应安静、舒适、整洁、室温合适。

（3）饮食宜清淡：要吃易消化、产气少，含适量维生素的食物如青菜、水果和豆制品等，每天保持必需的热量和营养，少食多餐，避免因过饱而加重心脏负担，忌烟、酒。少吃含胆固醇高的食物，如动物内脏、肥肉和巧克力等，有心功能不全和高血压者应限制钠盐的摄入。

（4）避免肢体血栓形成及便秘：对于卧床时间较长的患者应定期做肢体被动活动，避免肢体血栓形成。由于卧床及环境、排便方式的改变，容易引起便秘，要提醒患者排便忌用力过度，因排便用力可增加心脏负荷，加重心肌缺氧而危及生命，可给些轻泻剂或开塞露通便，便前可给予口含硝酸甘油片或吲哚美辛等。

（5）心绞痛和心肌梗死一旦发生，首先应让患者安静平卧或坐着休息，不要再走动，更不要慌忙搬动患者。如给舌下含硝酸甘油片不见效而痛未减轻时，应观察患者脉搏是否规律，若有出冷汗、面色苍白和烦躁不安加重的情况，应安慰患者使之镇静，去枕平卧，有血压计的可以测量血压，初步处理平稳后再转送医院治疗。

（6）警惕不典型的发病表现：有时心绞痛或心肌梗死的症状很不典型，如有的患者可出现反射性牙痛，也有的心肌梗死先发生胃痛。在病情平稳恢复期要防止患者过度兴奋，使其保持稳定的情绪，适量地从事体力活动，以预防病情的反复。

心律失常的家庭急救方法

心律失常即心脏跳动的节律出现异常，通常表现为心跳过速或过慢，可由生理原因或病理原因引起。生理原因包括暴饮暴食、运动过于激烈、情绪过激等；病理方面的原因主要有高热、贫血、甲亢、出血、疼痛、缺氧、心衰和心肌病等。这里主要讨论的是病理性心律失常的急救方法。

❶❷❸ 病理性心律失常分类及症状

1 窦性心动过速

窦性心动过速的特点是心率加快和转慢都逐渐进行，成人通常每分钟心率可达100 ~ 140次，少部分人会超过150次。窦性心动过速多数无心脏器质性病变，患者通常无特别明显不适，或伴有轻微的心慌、气短等症状。

2 阵发性室上性心动过速

阵发性室上性心动过速的特点是突然发作和突然停止，持续时间几分钟至几小时不等，发作时成人每分钟心率通常可达160 ~ 200次，节律规则。阵发性室上性心动过速可发生于无心脏器质性病变者，也可发生于心脏有器质性病变者，发病时，患者感觉心跳得很快，仿佛要跳出来似的，同时也可能伴有心慌、气短、头晕、乏力甚至心力衰竭等症状。

3 迷走神经功能亢进

在大脑的延髓部位有一个调节心血管活动的神经中枢，这个中枢可以抑制心跳也可以加速心跳。迷走神经就是这个中枢发出的神经纤维，用来控制心跳快慢。当迷走神经兴奋时，它的末梢可以释放一种称为"乙酰胆碱"的物质，对心脏起抑制作用，使心跳减慢。

4 病态窦房结综合征，简称"病窦"

常见的病因是冠心病、心肌病以及老人心脏传导系统的退行性病变。"病窦"患者心跳很慢，有时每分钟只有30 ~ 40次。

⚠ **【注意事项】**

1 心律失常多由某些诱因引起，因此平时生活应注意劳逸结合、调养情绪、健康饮食等，养成良好的生活习惯。

2 心脏病、冠心病等心血管疾病患者平时应注意定期检查，以跟进病情发展状况；外出时需要随身携带急救药包，以备不时之需。

3 若患者发病严重，或家庭急救无效时，应立即拨打120联系专业救援人员。

【 **病理性心律失常发作诱因** 】

饮酒、喝浓茶或咖啡、噩梦、情绪激动、妊娠、运动过量、身体过于劳累、饮食过饱、吸烟等皆可引起病理性心律失常。

①②③ 心律失常急救措施

1 屏气。

　　患者先缓慢地深吸一口气，然后憋住，直至不能坚持时再将气体用力深深呼出。

2 咳嗽。

　　在病情发作不是很严重的情况下，让患者大声咳嗽，也能帮助患者适当缓解病情。

3 催吐。

　　手指或压舌板刺激咽喉内的会厌部位，引起恶心、呕吐，也可起到终止发作的作用。

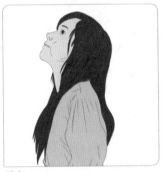

屏气

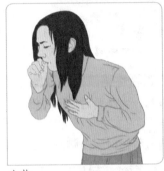

咳嗽

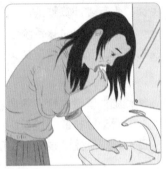

催吐

4 交替压迫眼球。

　　患者闭上双眼，眼球向下，然后用手指在眼眶下压迫眼球上部，切勿用力过大。先压右眼，15秒后如无效，再换对侧按压，如此反复。压迫眼球时还应同时搭脉搏数心率，一旦心动过速停止，即可停止压迫。操作时如患者无法同时压迫眼球和数心率，可由别人协助进行。但需注意青光眼、高度近视眼患者不能运用此法急救。

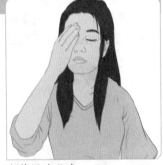

交替压迫眼球

5 交替按压颈动脉窦。

　　让患者平躺好，家属帮助压迫一侧颈动脉窦（在甲状腺软骨水平、颈动脉搏动处压向颈椎），稍用力即可，不宜过重。每次压迫10秒～20秒，无效后再换到另一侧，如此反复，但不可两侧同时压迫，以免引起脑部缺血。同时还应摸脉搏以监测心率，一旦心率恢复正常，便应立即停止压迫。需注意的是有颈动脉过敏史及脑血管病史者不能使用此操作法。

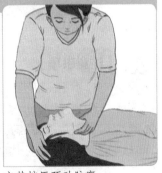

交替按压颈动脉窦

短暂性脑缺血的家庭急救方法

短暂性脑缺血主要是由短时间内脑血流量减少而引起的脑功能障碍，可分为颈动脉系统型和椎－基底动脉系统型两种。其发作时间虽不长，大多数在 1 小时内都可得到缓解，但因后果严重，所以不得不引起重视。

【 短暂性脑缺血分型及症状 】

1. 颈内动脉系统型。特点：平均发作时间为 14 分钟。发作时可出现单眼暂时发黑、看不清或不能看到东西，半身麻木，一侧面瘫、舌瘫伴上肢瘫，偏瘫伴失语或单纯失语，失读、失写或计算障碍等。

2. 椎－基底动脉系统型。特点：平均发作时间为 8 分钟。发作时可出现眩晕、恶心、呕吐、视物双影、双眼发黑，交叉性运动和感觉障碍，意识突然丧失或晕倒等症状。

【 短暂性脑缺血发病原因 】

1. 脑血管微血栓、脑血管痉挛、大脑暂时血压过低。

2. 颈动脉扭曲、过长、打结。

3. 椎动脉受颈椎骨增生压迫导致短时间内脑血流量减少。

【 短暂性脑缺血发病后果 】

短暂性脑缺血的一大特点是突然发作、突然消失，即恢复较快，因而常被患者及家属忽视，可实际上其后果是很严重的。如发作后不及时进行检查治疗，7 天内出现脑中风的风险在 8% 左右，30 天内达 10%，90 天内为 10% ~ 20%（平均为 11%），90 天内复发、心肌梗死和死亡事件总的风险则高达 25%。

短暂性脑缺血后果虽然严重，但其发作初期仍属于可逆病程，同时也是干预治疗的最佳时期，患者和家属尤需引起重视。

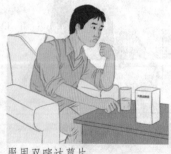
服用双嘧达莫片

【 短暂性脑缺血急救措施 】

短暂性脑缺血因为持续时间较短，所以应以预防为主。但发作时和发作后也可口服阿司匹林、双嘧达莫（潘生丁）等抗血小板聚集的药物进行治疗。此外，服药后仍需尽快到医院进行进一步的专业检查治疗。

⚠ 【 注意事项 】

1 清淡饮食，严格控制脂肪、盐、糖的摄入，戒烟，戒酒。积极参加体育锻炼，如散步、慢跑、太极等，但不宜激烈运动，切忌过度劳累。

2 高血压、心脏病、糖尿病、高血脂、高黏血症患者应积极治疗，并定期检查。有脑中风家族史和其他血管危险因素的人也应定期查血小板聚集功能。

3 平时如常感觉有头晕症状，且有高血压、高血脂、糖尿病病史，应及时到医院进行系统检查治疗。

脑出血的家庭急救方法

脑出血又常被称作脑溢血或脑血管意外，主要指由脑内血管破裂而引起的出血，多发于中老年人、动脉硬化症患者、高血压患者等。脑出血发病迅疾、病情凶险、死亡率非常高，是急性脑血管病中最严重的一种，被医学专家喻为超过癌症的人类生命头号杀手。

【脑出血发病症状】

起病急、发病快，数十分钟或数小时内达到高峰。症状以突然出现的剧烈头痛为主，可伴随头晕、视物不清、喷射状呕吐，一侧面部或肢体麻木，行走困难、不能平衡、抽搐、二便失禁、意识障碍、嗜睡甚至昏迷等。

【脑出血发病诱因】

肥胖、过度运动、劳累、用力排便、情绪激动、脑力劳动过度、吸烟、酗酒、食盐过多、高脂高糖饮食等。

❶❷❸ 脑出血急救措施

1 保持镇静，切勿慌乱。

如果病人意识清醒，应给予病人精神安慰，帮助其缓解紧张情绪；如果病人昏迷，切勿为了弄醒患者而大声叫喊或猛烈摇动昏迷者，这样只会加重病情。

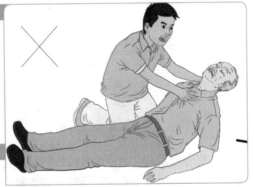

禁止大声叫喊、摇晃因脑出血而昏迷者

2 初步处理。

初步判断为脑出血后，应使患者仰卧，头肩部用枕头、被子等稍垫高30°左右。解开患者领口纽扣、领带、裤带、胸罩等，如患者口腔内有异物，如呕吐物、假牙等，应及时清除，以保持呼吸道通畅。同时把患者头部偏向一侧，防止痰液或呕吐物回流吸入气管造成窒息。如患者已经昏迷并发出响亮鼾声，则表示其舌根下坠，家属可用手帕或纱布包住患者舌头，轻轻将其向外拉出，以免造成窒息。

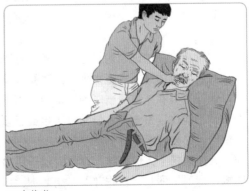

正确体位

3 向医生求助。

马上拨打120急救电话或医院神经专科，询问并听从医生指导进行处理。在没有医生明确诊断之前，切勿擅自做主给患者食用止血剂或降压药等。

4 给予吸氧或降温。

在救护人员到来之前，有条件者可给予患者吸氧；若患者高热，可在其头部、颈部、腋窝、腹股沟及腘窝等处放置冰袋或冷水湿敷以进行物理降温；对于摔倒的患者，应检查有无外伤，若出现外伤应及时进行包扎。

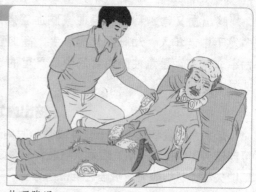

物理降温

【脑出血病人的护理】

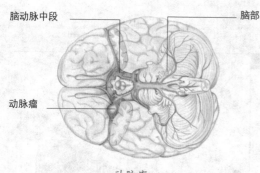

脑动脉中段

脑部

动脉瘤

动脉瘤

心理护理：急性期家属及患者的注意力在抢救生命上，而在康复期则往往急于功能恢复，要求很快能生活自理，甚至去工作。要求用新药、新方法治疗者颇多；有部分患者表现为悲观、失望，精神抑郁。因此，要多鼓励患者树立战胜疾病的信心，要身残志不残、身残也要志坚；要实事求是地对待自己的疾病和功能，力争取得良好的预后。要与医护人员、家庭配合好，共同战胜疾病。

注意合理用药：由于患者往往同时患有几种病或多种症状，本来医生开给的药物已有多种，亲友或家属不要自行再加用许多药物。过多、过乱地应用药物，对胃、肝、肾或造血系统有可能产生副作用，不但不能加快恢复，反而引出其他问题。

防止脑卒中再发：因为脑卒中可以突然再发，为了防止日后再发，应注意保持血压平稳，食入量适宜。

注意康复期护理：包括心理护理、基础护理，保证患者基本的生活需要；做好特种护理，视患者具体病情实施护理，如对鼻饲管、尿管、褥疮的护理等。

保证营养和入量适当：因脑卒中患者常伴失语，不能正确表达意愿，或有呛咳、咽下困难，不能保证进食，入量常有不足或过多，家属应予足够重视。要定食谱、定量、定时间供给，必要时经鼻管饲给。

大便通畅：大便秘结，排便时过于用力可诱发出血性脑卒中、脑栓塞。为了保持大便通畅，定时排便，适当吃芹菜、胡萝卜、水果等。必要时可用药物，如番泻叶泡水、麻仁润肠丸、果导片等。

脑梗塞的家庭急救方法

脑梗塞指的是在脑动脉粥样硬化、脑血栓等多种因素下，导致脑动脉管腔狭窄、闭塞，甚至导致该动脉供血区局部脑组织缺氧坏死，引起相应神经功能性障碍的一种脑血管疾病。脑梗塞是最为常见的脑血管疾病之一，其中又以老年人尤其是老年男性发病率为最高。

【脑梗塞发病症状】

脑梗塞患者发病时可具有以下临床表现中的一种或几种：

1. 一侧肢体，多由上肢开始，出现神经功能性障碍，如温度感知、触觉异常或麻木，在数小时或一二天内扩散到该侧肢体的其他部分。

2. 偏侧麻木、同向偏盲、偏瘫等。可表现为一侧肢体不能活动，不能自主支配或虽然能够活动但动作十分笨拙。有的患者偏瘫后肢体活动能力越来越差，也有的患者经过一段时间后能有所恢复。

3. 较为严重的患者可能出现神志不清，不能回答提问，很快陷入昏迷，发出鼾声，恶心呕吐，大小便失禁，甚至呼吸停止等症状。

【脑梗塞发病原因】

1. 因脑动脉硬化、管腔狭窄所引起的血流减慢，血栓形成。好发于大脑中动脉分支，如豆纹动脉等处。

2. 病理解剖研究发现，近50％的脑梗塞是由栓子所引起，但临床上的检出率仅有6％～20％。其中心源性占45％，包括心房纤颤、心肌梗死、心脏瓣膜病、心内膜炎、心脏扩大、心力衰竭等，动脉粥样硬化碎斑块脱落、动脉炎性栓子、脂肪栓及气栓等占5％左右。

❶❷❸ 脑梗塞急救措施

1 缓解紧张情绪。

保持冷静，如果患者清醒，应注意安慰患者，帮助其缓解紧张情绪。

2 让患者保持合适体位。

保持合适体位，使患者平卧，头稍向后仰，以保证脑血回流灌注。

3 保持呼吸道通畅。

帮助患者解开领带、腰带、纽扣、胸罩等束缚身体较紧的衣物，如有义齿也应取出。使其头偏向一侧，防止痰液或呕吐物回流吸入气管造成窒息。如果患者口鼻中已有呕吐物阻塞，应设法抠出，保持呼吸道通畅。

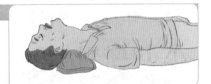

平卧后仰

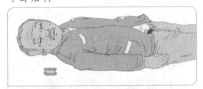

让患者保持呼吸通畅

4 处理外伤。

若患者突然摔倒，应及时检查有无外伤，外伤出血者应先给予包扎。

5 勿乱用药。

因脑梗塞和脑出血虽症状相似，治疗方法却大有不同，因此在医生没有明确指示前，切勿擅自做主给病人用止血药、安宫牛黄丸或其他药物。但有条件者可给予吸氧。

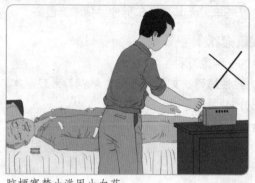

脑梗塞禁止滥用止血药

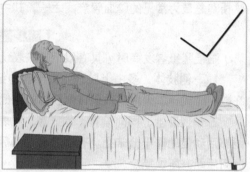

可以给患者吸氧

【脑梗塞病人的护理】

（1）提供一个安静、无干扰的环境，并应保持患者舒适的体位。

（2）向患者介绍血栓疾病的病因、临床表现、易患因素及治疗知识。

（3）告诉患者目前所用药物的名称、用法、作用及副作用。

（4）提供有关疾病诊断、治疗、护理、预防等方面的书籍，鼓励患者学习。

（5）卧床期间协助患者洗漱、进食、大小便及保持个人卫生等。

（6）将常用的物品放在患者手容易拿到的地方。

（7）翻身更换体位应每2小时1次，并记录。

（8）保持关节功能位，如足背屈，使足与床成直角，防止关节变形而失去正常功能。

（9）严密观察患侧肢体及受压局部皮肤的颜色、温度，有无肿胀、破损。

（10）鼓励患者每日饮水2000～3000毫升（如无禁忌），多食纤维素食物及香蕉，保持大便通畅，必要时给予软化剂。

（11）每日用皮尺测量患肢的肿胀程度并记录。

⚠️ 【注意事项】

1 高血压、糖尿病、冠心病、脑血管炎症、风湿性心脏病患者应积极治疗，保持心态乐观，避免情绪激动，过度疲劳。

2 有先兆症状出现时，应积极诊断治疗，并坚持长期服用药物控制。

3 平时生活中要注意低脂低钠饮食，少吃易导致胆固醇含量增高的食物如蛋黄、动物内脏、动物油等，忌烟酒。

4 重视防治腹泻、脱水、发热、大汗等易促发脑梗塞的疾病。

高血压危象的家庭急救方法

  高血压危象主要是指原发性和继发性高血压病人由于某些诱因导致周围小动脉发生暂时性强烈痉挛，引发血压急剧升高，从而出现的一系列血管加压的表现。高血压危象可在短时间内导致多个器官或单个器官的不可逆损害，属于致命性的临床综合征。

【高血压危象发作症状】

  1. 血压突然升高，收缩压 220 ~ 240 毫米汞柱（mmHg）；舒张压 120 ~ 130 毫米汞柱（mmHg）以上。

  2. 发热、出汗、头痛、眩晕、视物模糊、皮肤潮红、口干、心率加快、恶心呕吐、腹泻、呼吸困难、心悸，甚至手足颤抖、抽搐、意识障碍等。

【高血压危象诱因】

  过度劳累、情绪波动、精神创伤、长时间压力过大、熬夜、性格急躁、噪声影响等都容易导致高血压危象的产生。

①②③ 高血压危象的急救措施

1 消除诱因。

  立即半卧或平卧休息，情绪激动的患者家属应做好安抚、劝慰工作，帮助患者缓解紧张情绪。

2 服药。

  舌下含化 10 ~ 20 毫克（mg）硝苯地平（心痛定）或尼卡地平（硝砒胺甲酯）；但禁服氨茶碱、麻黄碱等兴奋药或血管扩张药。

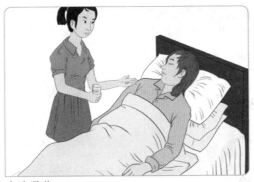
半卧服药

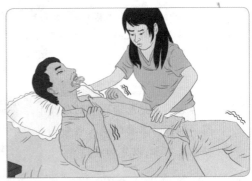
应对抽搐

3 防呛防噎。

  对抽搐、昏迷者，应立即解开患者领带、领口，除去义齿，并在上下齿之间垫上软垫，以防止咬破舌头。如有呕吐物，也应及时清除干净，以保持呼吸道通畅。

糖尿病人昏迷的家庭急救方法

糖尿病是一种因体内胰岛素绝对或相对不足所导致的以糖代谢紊乱为主的综合征，临床上以多饮多尿、多食和体重下降为主要特点。糖尿病人昏迷可分为两种类型：低血糖昏迷和高血糖昏迷，这两种昏迷不仅发病原因、症状有很大区别，急救措施更是相差甚大，必须留心区别。

【糖尿病人昏迷类型及症状】

1 低血糖型昏迷。心慌、冷汗、体温下降、肌力松弛、呼吸平顺、皮肤湿润、呼吸无特殊气味。

2 高血糖型昏迷。呼吸深且快，口渴，皮肤及口唇干燥，呼出的气体带有类似"苹果甜"的气味。

❶❷❸ 糖尿病人昏迷急救措施

1 低血糖型昏迷时

在患者能够吞咽的情况下，应及时让患者喝糖水、葡萄糖或吃糖块、甜点等含糖量高的食物。

2 高血糖型昏迷时

在患者能够吞咽的情况下，最有效的办法是让患者喝适量加盐的茶水。

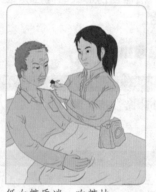
低血糖昏迷：吃糖块

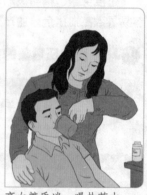
高血糖昏迷：喝盐茶水

3 深度昏迷时

若患者昏迷程度较深，不能进食，就不能给予患者任何食物和水，以免吸入食管导致窒息。

4 不明原因型昏迷时

若不清楚患者昏迷的原因，则暂时不要给病人喂食糖水或茶水，以免加重病情。

5 做好记录

记录患者的液体进出量，包括饮水量、输液量、尿量等，备专业人员诊断用。

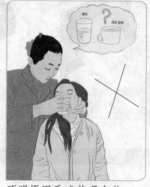
不明原因昏迷禁喂食物

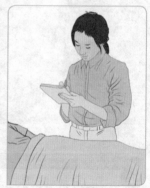
记录患者液体进出量

哮喘的家庭急救方法

哮喘，即支气管哮喘的简称，是一种以气道病变为主的疾病。全球范围内的哮喘患者有 3 亿人左右，其中发达国家患者人数高于发展中国家，城市高于农村。全球每年约有 25 万人死于哮喘，而我国哮喘死亡率为 36.7/100000，属于死亡率最高的国家之一，因此掌握哮喘急救知识尤为必要。

❶❷❸ 哮喘发作的先兆及症状

1 先兆

部分患者哮喘发作前可出现鼻痒、打喷嚏、喉痒、眼痒、流泪、胸闷等类似感冒的症状，这些症状可能持续数秒、数分，也可能持续数日。如果能在此时及早控制病情，尽量避免哮喘发作是最好的。

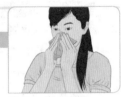

鼻痒、打喷嚏等

2 轻度哮喘

轻度哮喘病人病发时可能会出现喘息、走路气急、胸闷、轻微咳嗽、痰少而白等症状，但精神状态较为安静，平时生活中与人交谈无障碍，也能胜任一般工作。

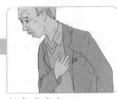

轻度哮喘者

3 中度哮喘

中度哮喘患者病发时可表现为阵发性烦躁，喜欢坐位，稍微活动一下就气急、气喘，说话断断续续，咳嗽加重，痰由白色转为黄色且黏稠，多不能从事日常工作。

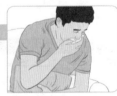

中度哮喘者

4 重度哮喘

重度哮喘患者病发时，可持续 24 小时以上，表现为面色苍白或发紫，呼吸困难，呼吸流量降低，咳嗽，心率增快，常在每分钟 120 次以上。更严重的还可能出现血压下降，大汗淋漓，肺气肿，神志不清、昏迷等。

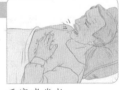

重度哮喘者

【哮喘的病因与发作诱因】

哮喘基本上是一种在遗传易感性基础上经由环境因素相互作用而发生的疾病。因此其病因大体可包括遗传与外部环境两方面,而环境因素又常成为导致哮喘发作的诱因。常见外部因素有:

1. 空气污染，如二氧化硫、臭氧、油漆、农药、粉尘等造成的空气质量严重下降；气温、湿度、气压的改变；烟草、胃内食物反流等的刺激等。

2. 花开季节中空气散播的花粉，家中的宠物毛发、皮屑、蜘蛛、蟑螂、螨虫等也是哮喘发作的常见诱因之一。

3.患者易过敏的食物，如坚果、海鲜、鸡蛋、牛奶等，以及某些过敏药物，如阿司匹林、普萘洛尔（心得安）、卡托普利（巯甲丙脯酸）、依那普利等，都可能引起哮喘。

4.细菌或病毒感染，情绪激动、过度恼怒、紧张或剧烈运动等有时也可引起哮喘。

①②③ 哮喘的急救措施

1 安抚患者。

沉着冷静，安慰患者放松情绪，但慎用镇静药物。保持患者周围安静，忌多人围观，确保周围空气清洁，避开刺激性气体。

2 初步护理。

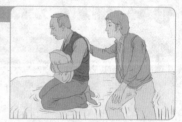

将患者的紧身衣物去除，解开领口、领带等束缚物，协助患者采取坐位或半卧位休息，或让患者抱着枕头跪坐，身子微前倾。哮喘发作时，患者常会有背部发胀、发凉的感觉，这时家属可用手按摩病人背部让其感到通气舒畅。

抱枕跪坐，身体微前倾

3 让患者吸氧。

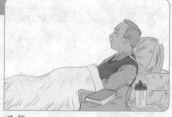

有条件者可立即给患者吸氧，吸入氧浓度以25%～30%为宜，相当于氧流量1～2升/分。但氧气吸入前应当通过一个净化瓶适当加温、加湿，以免氧气过干过冷对呼吸道造成刺激。

吸氧

4 用喷剂缓解。

给予患者吸入沙丁胺醇（喘乐宁）气雾，按压1～2喷，但每天不超过6～8喷；口服每次2～4毫克，每日3次。

5 调整呼吸。

患者呼吸稍稍平复后，可指导其采取腹式呼吸。放松身心，以口呼气、鼻吸气，呼气时腹部下凹， 吸喘乐宁
吸气时则向外鼓。呼吸尽量均匀、深缓、绵长。腹式呼吸可以帮助改善肺部的换气功能和血液循环，放松肌肉，减轻喘息症状。

⚠️ **【注意事项】**

1 哮喘病人在日常生活中，应保持室内空气清新，禁放花草、地毯，禁养宠物；床垫、枕芯应用通透性较差的床罩包好，并保持清洁干燥；定期杀菌除螨，且除螨后应在充分通风换气后再进屋。

2 饮食上要最大限度避开过敏原，多吃营养丰富的清淡饮食，如水果、蔬菜等，避免食用可能导致病发的鱼虾海鲜类，患者自身过敏的食物及药物更应禁食。

3 养成关注天气、空气变化的习惯，注意保暖，尽量避免感冒。外出时应随时携带药剂喷雾。

癫痫的家庭急救方法

　　癫痫，民间又常称为"羊角风"或"羊癫疯"，是一种神经系统疾病，通常由脑细胞过度放电引发脑功能失调造成，以突发性、一过性和反复性为主要特征。癫痫可发生于任何年龄段，一般而言，约 70% 的癫痫患者都可得到药物控制，但要根治则较困难，因此掌握一定的癫痫急救措施尤为必要。

❶❷❸ 癫痫发作症状分类

　　根据癫痫发作的具体情况，可将其分为全身性发作、小发作、局限性发作、单纯部分性发作、复杂部分性发作和自主神经性发作。

1 全身性发作

　　全身性发作的癫痫患者常表现为腿部突然痉挛，头部后仰，大叫一声摔倒在地。双眼上翻，嘴巴紧闭，全身肌肉呈强直性收缩、痉挛，数秒至半分钟后，转为有节律的强烈收缩，并口吐白沫或血沫，部分患者还可能出现大小便失禁的症状。抽搐后患者一般会全身松弛或进入昏睡的症状，然后意识逐渐恢复。全身性发作一般以持续 2 ～ 3 分钟的情况居多，长的可达 7 ～ 8 分钟。

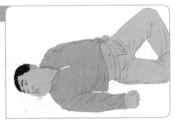

癫痫 全身性发作

2 小发作

　　小发作的主要特征为意识出现障碍或丧失，但全身并无痉挛现象。每天可发作多次，如有节律性的眨眼、低头、后仰、两眼直视、上肢抽动等，一般持续时间为 5 ～ 10 秒。

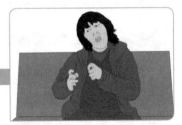

癫痫 小发作

3 局限性发作

　　局限性发作的癫痫患者常表现为一侧口角、手指或足趾的感觉异常或发作性抽动，严重时可扩散至身体一侧。一般见于大脑皮质有气质型损伤的患者。

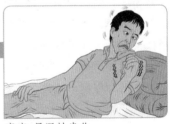

癫痫 局限性发作

4 单纯部分性发作

　　指患者某一局部或一侧肢体的强直、阵挛性发作，或感觉异常发作，历时短暂，意识清楚。若发作范围沿运动区扩及其他肢体或全身时可伴意识丧失,称杰克森发作。发作后患肢可有暂时性瘫痪,称 Todd 麻痹。

5 复杂部分性发作

发作突然，患者意识不清并伴随不规则不协调的动作，如吮吸、咀嚼、叫喊、寻找、奔跑、挣扎等，具有无动机、无目标、冲动而盲目的特点。发作时间可由数小时到数天不等，但发作过后，患者对发作经过毫无印象。

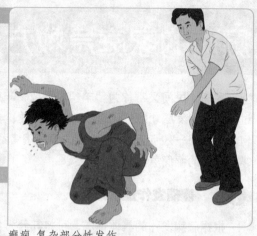

癫痫 复杂部分性发作

6 单自主神经性发作（间脑性）

这种发作可分为头痛型、腹痛型、肢痛型、晕厥型或心血管性发作。无明确病因者为原发性癫痫，继发于颅内肿瘤、外伤、感染、寄生虫病、脑血管病、全身代谢病等引起者为继发性癫痫。

【与癫痫发作有关的因素】

1. 年龄。多种特发性癫痫外显率和年龄关系较为密切，如婴儿痉挛症多在 1 岁内起病，儿童失神癫痫多在 6 ~ 7 岁发病，肌阵挛癫痫则多发生于青少年期。

2. 内分泌改变、电解质失调或代谢改变。如少数女性患者仅在月经期或妊娠早期发作。

3. 非特异性诱发因素。包括睡眠不足、身体疲劳、饥饿、便秘、饮酒、闪光、感情冲动等都有可能诱发发作，如过度换气可诱发失神发作，闪光可诱发肌阵挛发作等。

❶❷❸ 癫痫发作的急救措施

因需要急救的癫痫发作一般以全身性发作居多，因此以下就以其为例来说明癫痫发作的一般急救措施。

1 留心观察，快速反应。

家属应留心患者有无发作先兆，如果有，当先兆症状出现时应立即将患者扶到床上，来不及时也可顺势帮其躺倒在地，以防止突然跌倒，同时迅速将患者领口、领带、腰带、胸罩等解开，有义齿的立即取出义齿。

扶患者到床上

2 注意环境安全。

迅速清除患者周围的硬物、锐器等，确保周围环境安全。如发作地点在楼梯口、墙壁附近，还应注意避免患者因乱动而滚下楼梯或撞到墙等意外事故的发生。

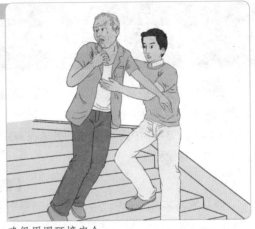

确保周围环境安全

3 防止受伤或窒息。

趁患者张开嘴时，将厚纱布或毛巾塞入患者上下牙之间，防止咬伤舌头。但禁止向患者口中灌药，以免窒息。患者抽搐时，不要试图按压患者肢体，以免造成扭伤或骨折。

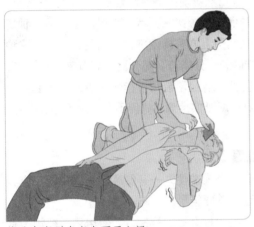

将毛巾塞到患者上下牙之间

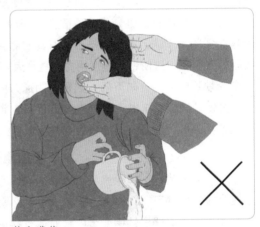

禁止灌药

4 做好观察记录。

注意观察记录患者发作时的症状，如头、眼位置，发作的程度，抽搐时间和持续间隔，有无大小便失禁等。

5 不抛弃，不刺激。

发作结束后，应将患者调整到适合呼吸的姿势，并待患者完全恢复后再走开。患者醒后，不要向其描述病发时的"可怕"场景，以免增加其心理负担。

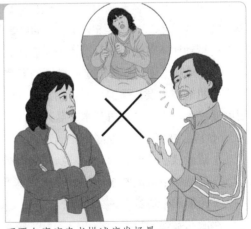

不要向癫痫患者描述病发场景

便秘的家庭急救方法

便秘是消化系统常见症状之一，可由肠道器质性疾病（如肠粘连、肠梗阻、结肠直肠癌）引起，但大多数属功能性便秘（如由于排便反射失常而引起的直肠便秘或习惯性便秘）。一般说来，排便后 8 小时内所进食物的残渣在 40 小时内未能排出，或大便次数减少、粪便干硬且排便困难亦称便秘。

【症状】

便秘本身不是一种独立的疾病，而是可由多种疾病在消化道表现出来的一组症状。对不同的病人来说，便秘有不同的含义。常见症状是排便次数明显减少，每 2 ～ 3 天或更长时间一次，无规律，粪质干硬，常伴有排便困难感。

（1）自然便次少，少于每周 3 次，粪便量少，自然排便间隔时间延长，并可逐渐加重。

（2）排出困难，可分为两种情形：一种为粪便干硬，如板栗状，难以排出；另一种情形是粪便并不干硬，亦难以排出。有的患者自觉肛门上方有梗阻感，排便用力越大，这种梗阻感越强烈，迫使患者过度用力，甚至大声呻吟，十分痛苦。部分女患者有粪块前冲感，自觉粪块不向肛门方向下降，则是向阴道方向前冲；有经验者用手指伸入阴道，向后壁加压，可使粪块较易排出。部分患者觉直肠内胀满，尾骶部疼痛，排便不全，用手指、纸卷、肥皂条插入肛门后可使排便较为容易。

【应急处理】

（1）心理治疗：消除患者对便秘的恐惧心理，不要憋便，一有便意应立即排便。应养成按时排便的好习惯，偶有排便减少也不必紧张，不要轻易用泻药。

（2）对于有器质性病变者应针对原有疾病进行治疗。对症处理，如使用导泻药物（有肠梗阻者忌用或慎用）或灌肠（尽量少用，以免造成依赖性）等。

（3）对于停留在直肠内的硬结大便堵塞于肛门者，口服泻剂没有效果。在这种情况下，要手戴薄的胶手套，在手指部涂上甘油或其他油类，慢慢插入患者的肛门中将粪块掏出来。但要注意动作不可太粗鲁，以免损伤直肠黏膜。

（4）单纯性便秘应养成定时排便的习惯，即使无便意也应坚持定时蹲坐 10 ～ 20 分钟。对于腹肌衰弱者要加强锻炼，可用排便动作（一收一放的动作）以锻炼提肛肌的收缩。便秘者要注意饮食，多饮白开水或盐开水，多食水果、蔬菜或其他多渣食物。

（5）药物治疗

①硫酸镁：清晨服 5 ～ 20 克，多饮水，一般 2 ～ 8 小时排便。

②硫酸钠：清晨服 15 ～ 20 克，饮水 500 毫升。

③蓖麻油：每次 5 ～ 20 毫升。

④液状石蜡：每次 15 ～ 30 毫升，睡前服。

⑤甲基纤维素：每日 1.5 ～ 5 克。

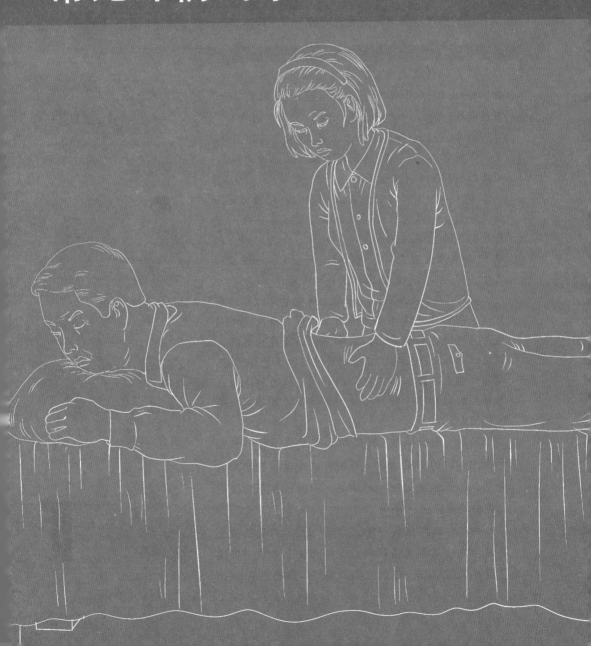

第四章
常见外伤的紧急处理方法

肌肉拉伤的紧急处理方法

肌肉拉伤是最常见的运动损伤之一，一般由肌肉主动强烈收缩或被动过度拉长所造成，主要包括肌肉微细损伤、肌肉部分撕裂和已经完全断裂三种状况。在各种肌肉拉伤当中，最为常见的是大腿后群肌肉拉伤，其他如大腿内收肌、腰背肌、腹直肌、小腿三头肌、上臂肌等肌肉的拉伤也较为多见。

❶❷❸ 肌肉拉伤的急救措施

肌肉拉伤的急救措施根据伤后时间的不同，具体的处理方法也不同：

1 采取"RICE 原则"。

肌肉拉伤刚发生时，发生部位可能出现疼痛、肿胀、流血、炎症等状况，此时应迅速按"RICE 原则"进行处理。

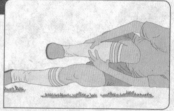

肌肉拉伤 制动

制动（rest）。即马上停止活动，也包括采用石膏、支架等固定患处。患处的固定不仅可防止伤情加重，还可以起到防止并发症的作用。

冷敷（ice）肌肉拉伤后最重要的处理措施之一就是冷敷。冷敷可以促使毛细血管收缩，限制对受伤处的供血，减轻肿胀，缓解痉挛。冷敷时间一般以 15 分钟左右为宜，每两小时进行一次，如果觉得太冷，可在冰袋和皮肤间放上一块干毛巾。

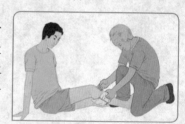

肌肉拉伤 冷敷

加压（compression）。基本上所有的急性损伤都可以采用加压包扎处理，使用加压包扎最主要的好处是可以减少患部内出血及瘀血，防止浸出液渗入到组织内部。包扎时可直接使用浸过冰水的弹力绷，以同时起到冷敷和加压包扎的作用；也可将毛巾或海绵橡胶做的垫子敷于伤处，再用弹力绷带或胶带进行固定。

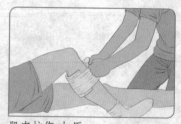

肌肉拉伤 加压

抬高（elevation）。抬高的意思是将受伤部位抬到高于心脏的位置，这样不仅可以减缓伤处的血液循环，降低体液对伤处的压迫，同时也可帮助缓解伤处的瘀血肿胀。

循环。肌肉拉伤→停止运动，尤其不要让伤处再次活动→了解受伤程度、在伤处敷上冰袋→用绷带将冰袋固定住→将伤处抬到高过心脏的位置→15

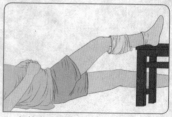

肌肉拉伤 抬高

分钟后或当伤处感觉消失时把冰袋拿掉→使用海绵橡胶垫子和绷带进行加压包扎→根据损伤程度每2小时进行一次冷敷→睡觉时把绷带拆掉且应保持伤处高过心脏。次日清晨重新开始新一轮的 RICE 循环。

以上为受伤情况不太严重，完全可以自行处理情况下的一般步骤，若拉伤严重，则在冷敷的同时，应立即送往医院进行更为专业的处理。

2 热敷和按摩。

受伤过后的 5 天左右，可开始进行热敷。热敷时可使用蒸汽、热毛巾、热水袋等进行，一般每次以 15 分钟左右为宜，如感觉太热，可在皮肤与热源间垫上一块干毛巾。同时也可配合使用一些活血药膏给予伤处适当的按摩。热敷和按摩的主要目的皆在于加速受伤处的局部血液循环，促进伤口愈合。

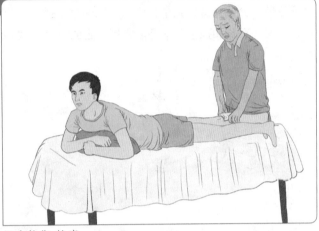
肌肉拉伤 按摩

3 活动伤肢。

伤肢开始活动时，运动量及运动强度都应逐渐增加，以不增加伤处的疼痛为宜。若肌肉拉伤严重甚至断裂的，应严格听从医师或康复人员的建议，切忌盲目锻炼恢复，造成进一步损伤。

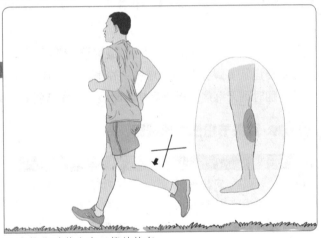
肌肉拉伤时禁止盲目锻炼恢复

⚠️ **【注意事项】**

1 运动前应做好充分的准备活动，运动过程中要控制好强度和运动量，运动过程中最好有间隔放松，以免肌肉负荷过重。

2 不常锻炼的人，平时应适当进行一些韧性训练，以加强肌肉的韧度和强度，防止生活中的肌肉意外拉伤。

3 气温过低、湿度太大等外部环境不良皆容易导致肌肉拉伤，运动时应注意避开这些不利因素。

踝关节扭伤的紧急处理方法

　　踝关节扭伤即日常俗称的崴脚，一般多发生于上下楼梯、跑跳、穿高跟鞋行走、踩别人脚或被绊倒等身体突然失去重心、站立不稳的情况。踝关节扭伤的程度可轻可重，可发生于任何年龄，尤其以儿童、中学龄期的孩子最为常见，因其活动量较多，扭伤的概率也较大，因此家长和孩子都最好能掌握一定的应急处理方法。

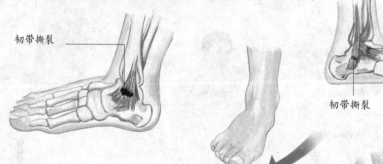

韧带撕裂

韧带撕裂

韧带撕裂

　　脚部的不当扭曲或翻转可能会引起踝部韧带撕裂，导致踝关节肿胀，致使人体无法维持固定姿势。在这种情况下，必须对踝部进行正确的包扎，才能保障韧带复原。

【踝关节扭伤的症状】

　　主要症状有踝关节外侧疼痛、肿胀，皮下有瘀血斑及行走困难。足内翻时疼痛加剧，而足外翻时则无疼痛。严重者韧带断裂，踝关节脱臼或骨折。

❶❷❸ 踝关节扭伤急救措施

1 脱下鞋子。

　　踝关节扭伤应立即脱掉鞋子，抬起伤脚，避免伤脚继续活动。如果脚部肿胀过大或疼痛剧烈无法脱鞋，可用剪刀把鞋子剪开脱掉。

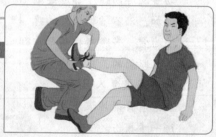

踝关节扭伤 脱鞋

2 观察受伤程度。

　　如果关节发生严重变形，应及时去医院。如果关节没有变形，应注意疼痛的位置，可以用手指轻轻按压关节周围，注意何处疼痛最明显。如果只是轻度扭伤，可以先做一些适当的处理。

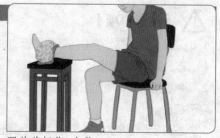

踝关节扭伤 冷敷

3 冷敷。

如果受伤不是太严重，可先进行冷敷镇痛止痛。冷敷时可直接用浸过冰水的毛巾敷在伤处；也可用塑料袋、塑胶袋等不漏水的袋子装上冰块，放于伤处，如果觉得太冰，冰袋与皮肤间可用一块干毛巾隔开。

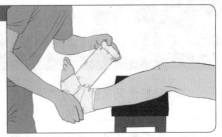

踝关节扭伤包扎

4 包扎。

冰敷约半小时后，将冰袋拿走，用弹性绷带或布条等替代物将受伤的关节包扎起来，包扎时可适当压迫，但不能太紧。10分钟后，再继续冰敷约半小时，然后按每小时冰敷15分钟的频率持续冰敷至少24小时。

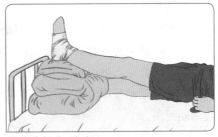

踝关节扭伤 休息

5 休息。

包扎后应最大限度避免受伤踝关节的活动，尽量卧床休息，并保持受伤部位高过心脏位置，以利于减缓伤处的血液循环，帮助消肿。

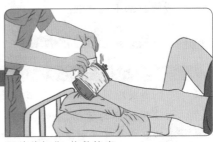

踝关节扭伤 热敷按摩

6 热敷和按摩。

受伤过后的24小时，可给予伤处适当的按摩、热敷，以加快伤处血液循环，促进伤口愈合。热敷时可直接将热毛巾拧至半干后敷于患处，也可将灌有热水的热水袋用干毛巾包好，敷于伤处，每次约敷半小时，一天敷2～3次。

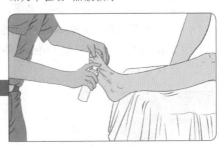

踝关节扭伤 用药

7 用药。

在扭伤24小时后，可以内服适量云南白药、跌打丸或活血止痛散，外涂一些活血化瘀的药膏、喷雾来帮助活血。

⚠ **【注意事项】**

1 热敷或冷敷时应注意好温度和时间的控制，以免出现冻伤或烫伤的情况。

2 体育运动前应做好充分的准备活动，无如必要尽量不要穿高跟鞋。平时应加强身体锻炼，提高小腿关节肌肉的力量及踝关节的稳定性和协调性。

3 踝关节扭伤后应等到完全康复后再活动，严禁提早下地步行，以免延长康复期，甚至造成进一步的伤害。

急性腰扭伤的紧急处理方法

急性腰扭伤又常被称为"闪到腰"，多是在搬动重物、弯腰抬东西或两人抬东西时因动作不协调或用力过猛所致，后果通常为肌肉、韧带、筋膜扭伤，严重者甚至会发生撕裂的情况。如果是平时运动较少、腰部力量很弱的人，打哈欠、久蹲起立或其他小动作也可能造成腰扭伤。

【急性腰扭伤的症状】

（1）疼痛：常由腰背筋膜、髂腰韧带、骶髂关节及骶棘肌等撕裂而发生。

（2）出血：上述组织周围有出血、水肿等。

（3）腰活动受限：有的当时疼痛难忍，有的次晨才开始疼痛。翻身困难，步态缓慢，腰活动受限。

（4）局部压痛：腰部肌肉紧缩、痉挛，有明显压痛点，多在第四、五腰椎横突与髂骨之间，或腰骶部中线等处。

❶❷❸ 急性腰扭伤急救措施

1 避免活动，喊人帮忙。

当发现闪到腰时，应立即避免一切使用腰部的活动，如转身、弯腰、坐沙发凳子等，当某些动作不能完成时，应喊家人帮忙，不能硬撑，更不能盲目用劲儿。如腰扭伤患者通常坐下后便无力起身，这时就需要家人的扶持。

2 冷敷。

在腰扭伤后24小时内可使用冷敷来减轻肿胀、疼痛。冷敷时患者可趴在垫得较厚的硬木板床上，由家人给予冰袋或湿毛巾冷敷，时间一次以15～20分钟为宜，时间过短则冷敷效果不明显，过长则容易导致冻伤。

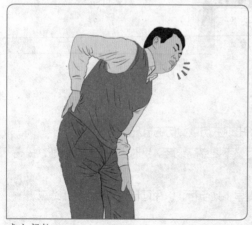

喊人帮忙

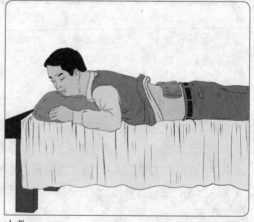

冷敷

3 睡硬板床。

腰扭伤后必须睡硬板床休息，为了舒适一些，硬板床上可垫上较厚的垫子。卧床时，患者腰下可放一小薄枕，腰两侧则可用枕头或沙袋挤挡固定。

4 热敷。

在腰扭伤 24 小时后，可进行适当的热敷或简单轻柔的腰部按摩，以增加腰部血液循环，加速水肿、血肿的吸收，帮助放松肌肉。

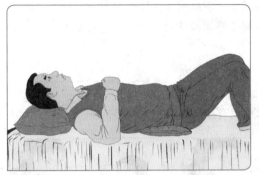

睡硬板床

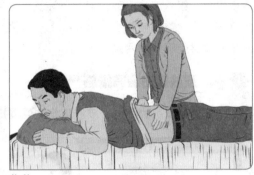

热敷

5 恢复及适量运动。

在腰痛有所缓解的情况下，可稍微下床活动，但一段时间内仍应避免提拉重物、弯腰抬东西等活动，腰部肌肉的恢复应遵循循序渐进原则，不可操之过急。

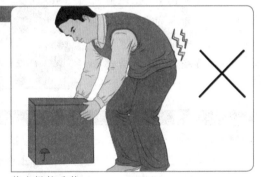

禁止提拉重物

【如何判断骨骼、关节和肌肉受到损伤】

某些损伤从表面就可以判断出，如开放骨折或大拇指错位，而另一些骨折则要通过照 X 线才能发现。判断伤情时，如果不清楚受伤部位的情况，要尽量注意伤势特征，尽量弄清楚受伤的原因和造成伤势的外力有多大。判断方法包括：

● 近期受重击和摔倒。

● 碎骨或拉伤的韧带有咔嚓声。

● 拉伤的肌肉有剧痛。

● 肢体难以正常活动或完全不能动（比如不能走路）。

● 伤处或其附近疼痛，一动更疼。剧痛通常表明关节错位。若轻压伤处即感到剧痛，则是骨折的症状。

● 骨折处有变形、肿胀和瘀血现象。

● 骨骼末端能听到或觉出摩擦声。不要故意使其发出这种声音。

● 受伤的肢体可能缩短、变形和扭曲。

皮肤擦伤的紧急处理方法

　　皮肤擦伤指的是皮肤因外力摩擦而导致的体表皮肤浅表性损伤，肉眼可见出血、擦痕、表皮脱落、组织液渗出等，但并不涉及真皮层损伤。皮肤擦伤由于受伤程度较小、并不十分疼痛，因此常常被忽视，但实际上皮肤擦伤属于开创性伤口，若不小心处理，也很可能发生伤口感染等严重后果。

①②③ 皮肤擦伤急救措施

　　根据受伤情况的不同，皮肤擦伤的处理措施也有适当的区别：

1 清洗消毒伤口。

　　如果擦伤伤口较浅，可直接用生理盐水或冷开水清洗伤口，再用乙醇、碘酒或甲紫等消毒液消毒，然后自然暴露保持干燥便可愈合。

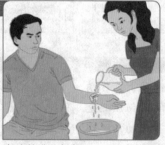

皮肤擦伤 清洗

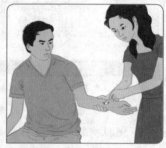

皮肤擦伤 消毒

2 涂抹药膏。

　　如果擦伤部位在关节周围，伤口较深，则除了清洗、消毒伤口外，还应在伤口周围及受伤处涂上磺胺嘧啶软膏，以防止感染；同时还要注意保持伤口润滑，以利于关节活动和伤口愈合。

3 如有异物扎入伤口，应先挑出异物。

　　如果皮肤擦伤后有异物被带进伤口，则可能发生感染。此时应先用消毒针将异物挑出，再进行伤口的清洗和消毒，若没有消毒针，也可将家用缝衣针用碘酒或酒精消毒后使用。伤口消毒后，可使用绷带或干净的布条轻轻加压包扎。在后期愈合中，若发现炎症初期症状如红肿、疼痛等，应立即就医咨询。

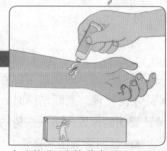

皮肤擦伤 涂抹药膏

⚠ 【注意事项】

1 在使用碘酒、乙醇等消毒液消毒时，注意不要将其涂抹到伤口内，否则容易引起强烈的刺痛感。

2 如擦伤部位在面部，则不宜使用甲紫等容易造成色素沉着的消毒药品，以免留下痕迹。

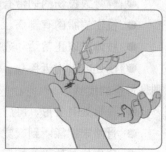

皮肤擦伤 取出异物

骨折的紧急处理方法

骨折，即骨头折断或断裂，一般可由外在暴力或积累性劳损引起。正常情况下折断骨头需要相当大的压力，但当骨头有病或老化时就会较容易折断，因此老年人发生骨折的概率更高。此外正在生长阶段的骨头因为较柔软，可像嫩树枝一样裂开、弯曲或折断，因此生长发育期的儿童也常发生骨折。

【骨折的症状】

1. 骨折部位变形，包括变短、弯曲或骨头一端穿透出皮肤。
2. 骨折处肿胀、瘀伤，稍微动一下就异常疼痛，活动困难。
3. 骨折处能听到和感觉到粗糙的摩擦感。

❶❷❸ 骨折的分类及特点

1 开放性骨折和闭合性骨折

开放性骨折：折断的骨头穿过皮肤表面，或在骨折部位有明显的伤口。

闭合性骨折：发生骨折后附近的皮肤完整无破损，但骨头可能已经错位，可导致内出血，严重时可发展为休克。

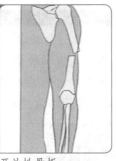
开放性骨折

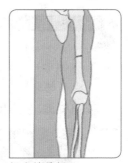
闭合性骨折

2 稳定骨折和不稳定骨折

稳定骨折：骨头没有完全断裂，或虽然断裂但断裂处没有错位。腕部、肩部、踝部和臀部处的骨折多属于这种情况。稳定性骨折预后并不是特别严重，轻微处理即可。

不稳定骨折：骨头断裂的地方很容易移动，有损伤周围血管、神经和器官的危险。处理不稳定骨折时尤需小心，否则不仅会连带损伤周围组织，后期治疗康复也较困难。

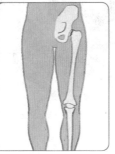
稳定骨折

不稳定骨折

❶❷❸ 骨折的急救措施

1 开放性骨折

（1）用大块的干净纱布或其他消过毒的干净敷料垫覆伤口，紧压受伤部位周围止血，注意不要直接压迫受伤处，更不要压到突出的断骨。

（2）用绷带固定住敷料进行包扎，如果骨端突出，切勿将其推入伤口，而应该用干净的纱布在断骨周围做成垫托，将断骨处保护好，然后再包扎固定，转送医院。

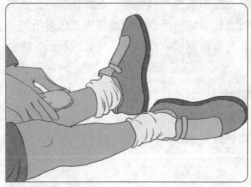

开放性骨折垫敷料

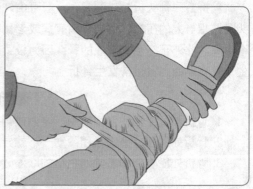

开放性骨折包扎

2 闭合性骨折

（1）在包扎固定前，急救者应先用双手分别固定住骨折部位上下处的关节。

（2）在受伤部位周围加衬垫做临时的支撑，然后将骨折处固定到身体没有受伤的部位。上肢骨折可用悬吊固定，下肢骨折可将骨折的一腿固定在完好的一腿上，（具体可参考第二章"如何进行固定"一节）然后马上转送医院。

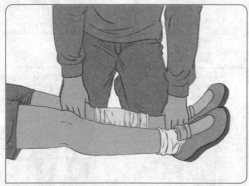

闭合性骨折双手固定

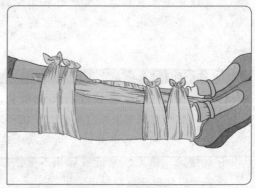

闭合性骨折绷带固定

⚠ 【注意事项】

1 如果骨折伤员发生休克，可抬高伤者完好的下肢，使其高过心脏，以增强脑部、心脏等重要器官的血液供应。

2 包扎时能固定住断骨即可，无须太紧，否则容易影响血液循环。每隔10分钟检查一下绷带外的血流情况，如果血液循环受影响，则需暂时松开绷带。

3 转送医院治疗，可能会有麻醉的需要，所以在确定前最好禁水禁食。

头部外伤的紧急处理方法

据调查显示，在全身性外伤中，头部外伤的发生率占第二位，具有高发生率的特点。与身体其他部位相比，由于头面部皮肤血管特别丰富，因此头部外伤还有着伤情严重、死亡率高、容易留下后遗症等特点，因此头部外伤的急救也尤为重要。

头部外伤后，伤员可能会出现暂时性的或者部分意识丧失，在这种情况下，常常会伴有面色惨白、皮肤潮湿冰冷，呼吸浅缓细弱，脉搏跳动较快等症状。当意识恢复后，伤员可能全忘却或者根本想不起发生过的意外，只是感觉头痛欲裂、恶心反胃、呕吐等不适症状；如果伤者的意识一直不能自行恢复，这种情况下就应考虑可能是脑部受伤或者受压造成。

【头部外伤的病因】

头部外伤的病因复杂多样，现简单介绍如下几种常见情况：

（1）运动着的外物对头部产生冲撞或打击。由于致伤的外物速度与大小、轻重不同，导致造成损伤的程度不同。如果致伤外物体积较大但运动速度缓慢时，通常会造成头皮的挫伤和瘀血肿大，如体积较大并且运动速度很快时，一般会造成头皮部位的挫裂伤；若体积较小而速度很快，一般会导致头皮小裂伤症状，并且有可能会伴有穿透性的颅脑损伤。

（2）锋利尖锐的外物切割或戳插于头皮。往往会造成边缘相对齐整的头皮裂伤，并经常会伴有开放性的颅脑外伤。

（3）由于强大的外力呈切线方向摩擦或牵扯作用于头部。这种情况通常会造成头皮部位擦伤或挫伤，情况严重者可引起头皮部位的撕伤或脱伤。牵扯通常是头皮受到强大的牵扯力作用引起，如长发卷入转动的机器中，通常会造成大片的头皮或全部头皮的严重性撕伤或脱伤。

（4）受到相对方向的大力挤压同时作用于头部所致。常见的情况有楼板或重物的挤压伤。除会造成受力部位的头皮挫裂伤及瘀血肿大外，也经常会导致颅骨的骨折或脑外伤。

【头部外伤症状】

头痛，眩晕。伤者能够感受到头痛剧烈，且服用镇痛药也无法缓解，同时还可能伴有恶心、呕吐等不适症状。脑外伤早期的患者常会有眩晕的感觉，同样可能伴有恶心、呕吐。

抽搐，瘫痪。如果头部外伤导致脑细胞受刺激放电，则可能会使得伤者出现痉挛、抽搐、癫痫等症状。另外也可能渐渐出现步履蹒跚、部分肢体活动困难或不能动弹的情况。

意识丧失。头部受到创伤的伤者可能出现暂时的部分意识丧失，并常常伴有面色苍白、皮肤湿冷、呼吸较浅、脉搏较快的症状，当意识恢复后，伤者也可能根本不记得所发生的意外。

昏睡。如果伤者原来是清醒的，但慢慢地变成深睡或难以唤醒，很可能是昏迷，而并非睡着。

①②③ 头部外伤急救措施

1 **止血、包扎。**

由于头部皮肤紧绷，血流丰富，一旦出现外伤，很容易引起大量出血，所以必须及时对伤口进行压迫止血及包扎。压迫时一手固定伤者头部，另一手的示指或拇指压迫出血侧耳前部的颞动脉（具体可参考第二章如何止血一节）；包扎可依据受伤情况选择三角巾或网状绷带包扎（具体参考第二章如何进行包扎一节）。注意如果有骨折或异物进入伤口，应避免对伤处施以重压。

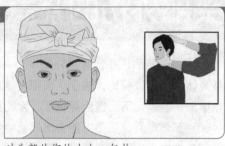

对头部外伤的止血、包扎

2 **防止舌根后坠。**

如果伤者已经昏迷，应确保其呼吸道通畅，解除急性呼吸道梗阻的危险。操作时施救者可一手放在伤者额前，另一手放于伤者下颌处，双手配合向后用力使伤者头部后倾，使其头颈部伸长，打开呼吸道。然后下颌处的一手小心地将其舌头拉出，避免舌根后坠影响呼吸。

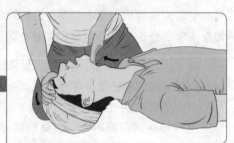

打开伤者呼吸道

3 **清除堵塞物。**

如果伤者有血液、脑脊液等从鼻耳流出，可用无菌棉球松松地放在外耳道和鼻孔处吸除，但禁止耳鼻内填塞、冲洗或擤鼻。

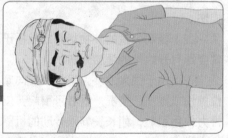

清除五官内堵塞物

最好能协助伤者侧卧，如果是左耳、左鼻孔流出，则左侧向下；如果是右耳、右鼻孔流出，则右侧向下。另外，如果伤者呕吐，在清除呕吐物后，应使伤者平卧，头偏向一侧。

4 **进行人工呼吸及胸外心脏按压。**

若伤者呼吸停止、脉搏消失则应立即进行人工呼吸及胸外心脏按压。

⚠️ **【注意事项】**

1 若发现头部受伤的患者，应先拨打急救电话。即使患者受伤不严重，适当的紧急处理后，也应前往医院进行专业的诊断治疗。

2 因头部外伤有着易变、多变、突变的特点，所以最好选择具备手术条件和技术、有专科病房的医院诊治，以免延误治疗。

3 若有头皮脱落的情况，转移至医院时应带上脱落的头皮。

颈部外伤的紧急处理方法

颈部是连接人体与躯干的通道，其内不仅有气管、食管等组织通过，更包含了颈部大血管颈总动脉、颈内动脉、颈内静脉、颈部神经、迷走神经、交感神经等重要组织。颈部外伤主要有闭合性损伤与开放性损伤两种，闭合性损伤多由勒缢、拳击导致，开放性损伤则主要由锐器造成。

【缢死的症状】

一般性的缢死，死者都是双脚离地，悬于空中，全部体重压迫在颈前绳套的兜住弧处，绳结位于颈后，这称为典型缢死。除此之外还有很多非典型的缢死法。非典型缢死的姿势是多种多样的，一般有悬挂、跪位、蹲位、俯卧位等。悬挂缢死者双脚离地，身体悬空，绳套承受全部体重的下坠力；站、坐、跪、蹲、卧位缢死者，只有身体的部分体重压迫颈部。所以前者称为全缢，后者称为不全缢。非典型缢死绳套压迫的部位有前位、侧位和后位三种类型。前位缢死者绳套的兜住弧压迫后颈部，绳套绕过颈侧至前提空，所以又称为反吊；侧位缢死者绳套的兜住弧压迫颈部的左侧和右侧，绳结位于相对的一侧提空，所以又称为侧吊；后位缢死者绳套的兜住弧压迫颈前部，绳结位于颈后，所以又称为正吊。

缢死会导致脑部损害。脑部损害主要是由于颈动脉受重力压迫而阻断脑部的循环，呼吸道受压而阻断氧气吸入。除此之外，也可能因为激惹颈动脉窦反射引起心脏骤停而导致严重后果。患者脑部呈急性缺氧缺血性病理改变，并且和神经组织缺氧时间以及救治后生存时间不同而表现各异。早期死亡者，可见脑部不同程度的肿胀，全脑表面血管充盈扩张。镜检除脑部组织呈水肿，神经细胞多呈急性细胞肿胀，其胞体胀大，细胞核正常，胞质中有细小空胞称"微空泡形成"。稍晚脑部神经细胞会进一步呈缺血性细胞病，胞体皱缩变小，核固缩而深染呈三角形，胞质深染伊红（HE）或紫蓝色。有学者认为缺血性细胞病在缢死者似较因心脏猝停及低氧者更为常见。一般急性细胞肿胀是可逆性的病变，而缺血性细胞病为不可逆性的损害。

上述病变可能会漫及全脑，但在脑皮质及海马锥体细胞层 CA1 亚区受损最为显著。晚期亡者由于缺血性细胞病比较容易累及大脑皮质第 3、5、6 层，因其神经细胞消失及该部组织疏松称为假分层性坏死，若损害仅限于第 3 层则称为典型的分层性坏死。一般大脑皮质缺血性改变由枕叶经顶叶向前而逐渐减轻。

①②③ 颈部外伤的急救措施

1 闭合性损伤

闭合性损伤患者常常可见血肿、皮下气肿、脉搏缓慢、血压下降、意识模糊甚至昏迷等症状。其急救措施如下：

（1）迅速解除患者颈部的束缚物，如果患者处于悬吊状态，还应注意在解除颈部束缚的同时帮助支撑患者身体，防止摔伤。

（2）协助患者平躺于地面，同时注意支撑患者头颈部。

（3）如果患者颈部闭合性损伤程度较轻，一段时间后可自行恢复呼吸，但仍需联系医师进行专业的生命体征检测。如果患者受伤程度较重，应立即呼叫救护车，在呼吸停止或心跳停止的情况下，还应马上进行人工呼吸及胸外心脏按压。

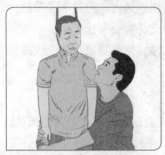 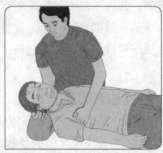 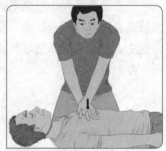

解除悬吊状态　　　　　　　让伤者平躺　　　　　　　实施心脏按压

2 开放性损伤

（1）颈部动脉血管损伤主要表现为大量出血，出血常为喷射状、血色鲜红；若损伤的为颈部静脉血管，则出血较为缓慢、血色暗红。其急救措施如下：先用无菌纱布填塞止血，然后再将伤者健侧的上肢上举过头作为支架，施行单侧加压包扎；同时立即拨打120联系专业医护人员。注意颈部动脉不能直接环绕颈部进行包扎，否则容易压迫气管，造成窒息。

（2）喉和气管损伤则主要表现为呼吸困难、伤口有空气和泡沫样的血液喷出，同时可伴有剧烈刺激性咳嗽。其急救措施如下：在没有大量出血的情况下，可局部进行清洁处理，清除异物，以保证呼吸通畅。然后堵住伤口，盖上消毒纱布，立即送往医院处理。

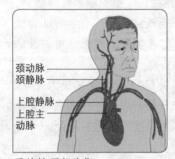 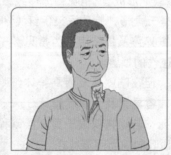 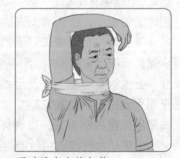

开放性颈部外伤　　　　　　颈动脉出血的加压止血　　　　颈动脉出血的包扎

⚠ 【注意事项】

1 颈部外伤不宜进行环形加压包扎，以免压迫气管造成呼吸困难或压迫静脉影响血液回流而发生脑水肿。

2 在颈部外伤的整个急救过程中，必须注意保持呼吸道通畅，若有血块等污物堵塞呼吸道，首先应将其清除干净，再进行下一步急救。

胸部外伤的紧急处理方法

胸部外伤多由刀伤、钝器、火器或车祸所造成，所造成的常见伤害包括肋骨骨折、气胸、血胸、心包出血、心包填塞等，此外合并腹腔脏器或身体其他重要部位损伤的情况也很常见。心、肺及周围的大血管均位于胸腔内，因此胸部外伤严重时可直接威胁伤者生命。

①②③ 胸部外伤的急救措施

胸部外伤发生后，因具体受伤的脏器、部位不同，急救的方式也会有所差异。

1 气胸

如果肺部受到损伤，空气进入胸腔后会给肺造成压力，造成肺部不张，即气胸。观察伤者，可听到当其呼吸时伤口有明显声响。

气胸的急救措施如下：先用清洁的纱布垫覆盖伤口，然后用铝片或塑料片密封住纱布上方，四周用胶布固定，确保不让空气通过。若一时找不到铝片，也可以让伤者自己用手捂住，向下侧卧，等待救护车到来。需要注意的是，密封时将伤口封严实即可，无须用力太过。

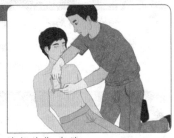
胸部外伤 气胸

2 肋骨骨折

若肋骨发生骨折，骨折处可看到裂纹，但断端并未错开，此时可用绷带或布条裹紧胸部，防止断骨因活动进一步裂开。

若相连的多根肋骨骨折，且能够明显观察到伤者呼吸时胸壁的起伏与平时相反（吸气时胸廓下降，呼气时胸壁上升），此时得用厚敷料或急救包压在伤处，外加胶布绷带固定，等待专业救护人员到来。

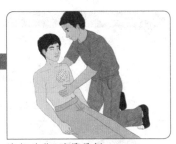
胸部外伤 肋骨骨折

3 一般开放性损伤

若胸部为开放性损伤，且无法判定胸腔内到底哪种脏器受损，也需马上进行包扎封闭，但切忌用敷料填塞胸腔伤口，否则可能会造成敷料滑入胸腔。

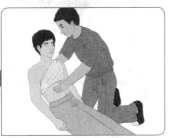
胸部外伤 开放性损伤

> ⚠ **【注意事项】**
>
> 在将胸部受伤者送医院急救的过程中，应用衣被将伤员上身垫高，保证伤者为30°的半坐体位，有休克者可同时将下肢抬高，严禁头低脚高位。

腹部外伤的紧急处理方法

腹部外伤一般可分为闭合性损伤和开放性损伤两种。现代生活中，以由交通事故造成的腹部受伤最为常见。因腹腔内脏器较多，所以很容易损伤到肝、脾等器官，造成内脏破裂流血。由于无法从外部进行止血，腹部外伤急救尤需分秒必争，并尽快将伤者送往医院，进行专业的救治。

❶❷❸ 腹部外伤的急救措施

1 让伤者屈膝平躺。

在可挪动伤者的情况下，将伤者搬运到安全平坦的地方，让伤者呈仰卧位，并在其膝下用衣服、毛毯、枕头之类的软垫垫起来，使腹部肌肉松弛。

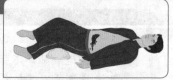

腹部外伤 平躺

2 防止呕吐物堵塞呼吸道。

若伤者出现呕吐症状，应将其头偏向一侧，以免呕吐物堵塞咽喉造成窒息；同时注意为伤者保暖。

3 包扎。

腹部开放性损伤者，应立即予以包扎。如果有内脏脱出，一般不要用手去摸，也不要送回腹腔，而应该用干净的、经温水浸湿的纱布将其覆盖好（如果条件不允许，一般的干纱布也行），然后再用消毒小碗或类似的容器将脱出的内脏盖好，用胶布轻轻固定，以防脏器受压。

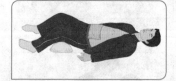

腹部外伤 包扎1

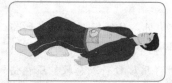

腹部外伤 包扎2

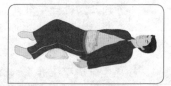

腹部外伤包扎3

4 观察以便采取下一步措施。

对疑有腹部实质性脏器损伤的，应密切观察伤者心率、脉搏、血压、尿量和腹部体征，防止发生失血性休克。必要时可给予输液以暂时补充血容量等抗休克治疗。

⚠ **【注意事项】**

1 急救过程中，伤者应禁食。

2 当腹部外伤合并其他部位损伤时，急救必须根据各损伤部位对生命威胁的严重程度，按由重到轻、由急到缓的步骤进行。

手足外伤的紧急处理方法

　　手足受伤在日常生活中较为常见，具体来说可细分为压砸伤、切割伤、动物咬伤、机器碾伤等。由于受伤原因及受伤程度的不同，急救的措施也不尽相同。切实有效的急救措施不仅可以减轻伤者痛苦，还有助于缩短疗程、改善预后。

【 手足外伤的病因 】

　　刺伤：如钉、针、竹尖、木片、小玻璃片等刺伤。其特点是进口小，损伤深，可伤及深部的组织，并可将污物带入深组织内，导致异物存留及腱鞘或深部组织感染。

　　锐器伤：日常生活中，刀、玻璃、罐头等切割伤，劳动中的切纸机、电锯伤，伤口一般较整齐，污染较轻，伤口出血较多，伤口深浅不一，所导致的组织损伤程度也会有所不同。常常会造成重要的深部组织如神经、肌腱、血管的切断伤,严重者导致指端缺损,断指或断肢。

　　钝器伤：钝器砸伤引起组织挫伤可致皮肤裂伤，严重者可导致皮肤撕脱、肌腱神经损伤和骨折、重物的砸伤，可造成手指或全手各种组织严重毁损，高速旋转的叶片，如轮机、电扇等，常造成断肢和断指。

　　挤压伤：门窗挤压可引起指端损伤如积下血肿、甲床破裂、远节指骨骨折等。车轮、机器滚轴挤压。则可致广泛的皮肤撕脱甚至前手皮肤脱套伤，多发性开放性骨折和关节脱位，以及深部组织严重破坏，有时手指和全手毁损性损伤需要进行截肢（指）。

　　火器伤：如鞭炮、雷管爆炸伤和高速弹片伤，特别是爆炸伤，伤口极不整齐，损伤范围广泛，常使得大面积皮肤及软组织缺损和多发性粉碎性骨折，这种损伤污染严重，坏死疽多，容易发生感染。

❶❷❸ 手足外伤的急救措施

1 冷敷、热敷的和排血。

　　若只是轻微的压砸伤，皮肤表面没有破裂或出血，则只需在受伤后的 24 小时内冰敷，之后进行热敷即可。若皮下出现血肿，可用消毒后的缝衣针将其挑破，排出积血。

2 挑出异物。

　　若手足被细小的锐物如玻璃碴、竹篾等刺伤，在没有明显流血的情况下，将遗留在皮肤内的锐物挑出即可。

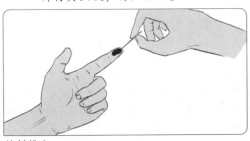

针刺排血

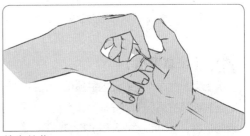

挑出异物

3 止血、包扎。

若被锐器刺伤、割伤，则应立即采取止血措施。若是单个的手（足）指受伤，可用健侧拇指、示指在伤指两侧按压止血。若伤口较深、出血量较大，可先用力压迫手（足）腕两侧的桡动脉和尺动脉以减少出血，然后再进行加压包扎，同时应注意将伤肢抬高。

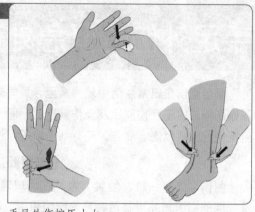

手足外伤按压止血

4 冲洗伤口。

如不慎被宠物咬伤，首先应立即就地彻底冲洗伤口。冲洗时，要尽量让伤口扩大，使其充分暴露，并用力挤压伤口周围软组织，同时冲洗的水流要急、水量要大。冲洗过后，不要包扎伤口，而应直接到就近的医院进行下一步的伤口处理。

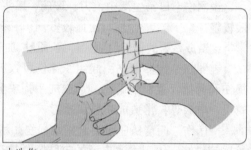

冲洗伤口

5 包扎、结扎或送医。

若发生机器碾伤、手（足）被机器卷入等情况，首先要立即关闭器械，同时注意不要强行抽出伤肢，而应进行器械拆解，若拆解困难，可联系专业人员以及报警救助。对于伤者，若出血量较小，则可直接用干净的纱布包裹后进行局部压迫止血。如果出血较多，伤口较大，则可在受伤部位的近端肢体用橡胶带或布带进行结扎，但应注意每隔40分钟

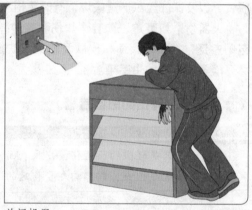

关闭机器

左右松开一次，以免发生继发性缺血损伤。若有断裂的手（足）部分，冬天可直接转送，夏天则需要将断肢用塑料袋包裹后置于冰块中，密封后再转送。

⚠️ **【注意事项】**

1 被猫狗咬伤后，注射狂犬症疫苗一定要尽快，最晚不能超出24小时。

2 在有断肢的情况下，除非污染严重，否则一般不要冲洗断肢。另外肢体断裂的时间、情况也应留心记好，以协助医护人员进行专业治疗。

关节脱位的紧急处理方法

关节脱位又叫脱臼，指的是组成关节各骨的关节面失去正常对合关系的情况。当关节部位受到强大的外力冲击，关节处的骨头发生部分或完全脱离原位时，就叫作脱臼。生活中，易发生脱位的关节有肩关节、下颌关节、肘关节、拇指的指关节等。

【肩关节脱位的原因和症状】

肩关节脱位按肱骨头的位置分为前脱位和后脱位。一般情况肩关节前脱位者很多见，常因间接暴力所致，如跌倒时上肢外展外旋，手掌或肘部着地，外力沿肱骨纵轴向上冲击，肱骨头自肩胛下肌和大圆肌之间薄弱部撕脱关节囊，向前下脱出，形成前脱位。后脱位很少见，多由肩关节受到由前向后的暴力作用或在肩关节内收内旋位跌倒时手部着地引起。

其症状主要表现为：肩部疼痛、肿胀和功能障碍，伤肢呈弹性固定于轻度外展内旋位，肘屈曲，用健侧手托住患侧前臂。外观呈"方肩"畸形，肩峰明显突出，肩峰下空虚。

❶❷❸ 肩关节脱位的急救措施

1 支撑受伤肢体。

　　如有需要，帮助伤者支撑受伤的肢体，并保持在伤者认为最合适的位置。

2 铺三角巾。

　　绷带或三角巾固定伤处。在保持受伤部位及手臂合适的情况下，将三角巾铺在伤者身上，一个底角跨过健康一侧的肩膀，顶角则置于肘关节处。

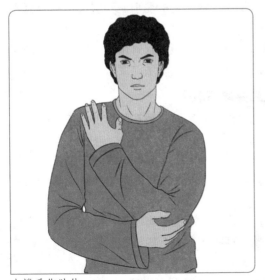

支撑受伤肢体

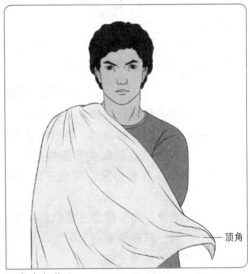

顶角

三角巾包扎1

3 缠绕。

将三角巾底边披到伤侧的手、臂及肘关节下。

4 上侧打结。

将三角巾下端的底角拉过伤者后背与健侧肩膀上的底角相互打结固定。

5 下侧打结。

将三角巾下端的底角拉过伤者后背与健侧肩膀上的底角相互打结固定。

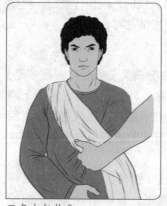
三角巾包扎 2

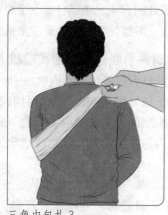
三角巾包扎 3

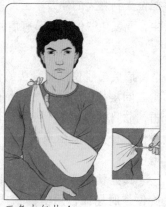
三角巾包扎 4

6 及时送医。

转送医院进行专业的脱位复原。

【肘关节脱位的原因和症状】

正常肘关节由肱尺、肱桡和尺桡上关节组成，其屈伸活动主要靠肱尺关节进行。肘关节后部关节囊及韧带较薄弱，容易发生后脱位。

跌倒时用手撑地，关节在半伸直位，作用力沿尺、桡骨长轴向上传导，由尺、桡骨上端向近侧冲击，并向上后方移位。当传达暴力使肘关节过度后伸时，尺骨鹰嘴冲击肱骨下端的鹰嘴窝，产生一种有力的杠杆作用，使止于喙突上的肱前肌和肘关节囊前壁不幸撕裂。

症状表现为肘部明显畸形，肘窝部饱满，前臂外观变短，尺骨鹰嘴后突，肘后部空虚和凹陷。关节弹性固定于 120° ～ 140°，只有微小的被动活动度。

【肘关节脱位的急救方法】

可用健侧手臂解开衣扣，将衣襟从下向上兜住伤肢前臂，系在领口上，使伤肢肘关节呈半屈曲位固定在前胸部，再前往医院治疗。

若救助人员不能判断关节脱位是否合并骨折时，不要轻易实施肘关节脱位手法复位，以防损伤血管和神经，可用三角巾将伤员伤肢呈半曲位悬吊固定在前胸部，送医院即可。

伤员呈坐位，助手握住上臂做对抗牵引。治疗者一手握患者腕部，向原有畸形方向持续牵引，另一只手手掌自肘前方向肱骨下端向后推压，其余四指在肘后将鹰嘴突向前提拉，即可使肘关节复位。

复位后将肘关节屈曲 90°，用三角巾悬吊于胸前，或用长石膏托固定。

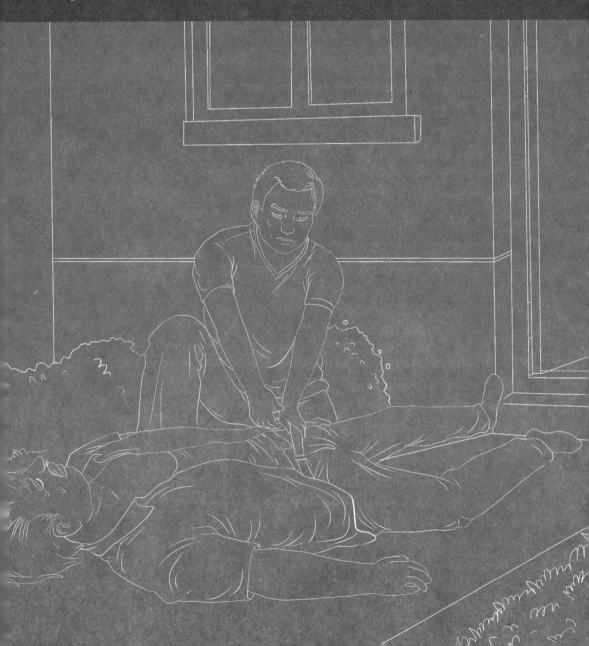

第五章
常见中毒的急救处置方法

蘑菇中毒的急救处置方法

　　我国野生的有毒蘑菇大概有 80 种，每年关于采食蘑菇中毒的事件也常有发生，有的人甚至因误食有毒蘑菇而死亡。虽然有毒蘑菇的形状、大小、颜色、花纹各种各样，但一般来讲颜色过于鲜艳、不生虫、有异味、手感黏滑都可作为毒蘑菇常见的特征，挑选时可作为判断参考依据。

①②③ 蘑菇中毒的症状

　　不同类型的毒蘑菇，误食后的中毒症状也各有不同，一般以某一系统的症状为主，而兼有其他症状。蘑菇中毒后所表现出来的症状主要有以下几种：

1 肠胃炎症状，潜伏期为 30 分钟　6 小时不等。

　　症状：轻度中毒可出现恶心、呕吐、腹痛、腹泻之类的症状，病程较短，症状消退后好转快。重度中毒时则很可能会因严重吐泻而出现水和电解质大量丧失、血液浓缩甚至休克、昏迷或出现少尿、无尿等肾功能衰竭症状。

　　代表蘑菇：毒粉褶菌、臭黄菇和毛头乳菇等。

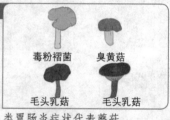

毒粉褶菌　　臭黄菇
毛头乳菇　　毛头乳菇

类胃肠炎症状代表蘑菇

2 神经精神症状，潜伏期为 10 分钟~ 2 小时。

　　症状：呕吐和腹泻，流口水、大汗、流泪、瞳孔缩小，对光反射消失，心跳变慢，血压下降，呼吸困难，急性肺水肿，幻听、幻视、哭闹无常等。个别严重患者甚至会直接死于呼吸或循环衰竭。

　　代表蘑菇：毒蝇鹅膏菌、半卵形斑褶菇等。

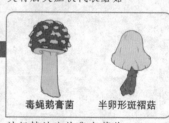

毒蝇鹅膏菌　　半卵形斑褶菇

神经精神症状代表蘑菇

3 溶血症状，潜伏期为 6 ~ 12 小时。

　　症状：先表现为胃肠炎症状，贫血，眼球发黄，尿呈浓茶水样，皮肤出现紫斑，呕血、便血，等等。

　　代表蘑菇：鹿花菌。

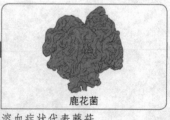

鹿花菌

溶血症状代表蘑菇

4 多个脏器受损的症状，潜伏期为 10 ~ 24 小时，最长可达数日。

　　症状：初期症状以恶心、呕吐、腹痛、腹泻为主，1 ~ 2 天后中毒症状消失，进入"假性痊愈期"。但在 1 ~ 3 天后，病情突然恶化，转而出现少尿、无尿，烦躁不安，黄疸，肝脏肿大，肝功能异常，广泛性出血，

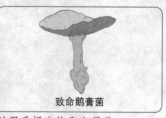

致命鹅膏菌

脏器受损症状代表蘑菇

严重者甚至会出现抽风、昏迷、休克等症状，若病情继续恶化，很可能导致死亡。

代表蘑菇：致命鹅膏菌、环柄菇。

5 类植物日光性皮炎症状，潜伏期约 24 小时。

症状：主要表现为身体与光接触部分出现肿胀、疼痛，嘴唇肿胀外翻，指尖剧痛，指甲根部出血等。这类中毒很少伴有胃肠炎症状。

代表蘑菇：叶状耳盘菌。

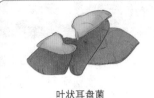
叶状耳盘菌

类皮炎症状代表蘑菇

①②③ 蘑菇中毒的急救措施

1 催吐洗胃。

如果患者意识清醒，可使用手指、筷子、压舌板等刺激咽喉部，进行催吐，并大量饮用温开水进行洗胃。同时呼叫 120 急救。

2 防止脱水。

吐泻严重的患者，应及时补充加有少量食盐和糖的"糖盐水"，防止因体液损失过多造成的休克。

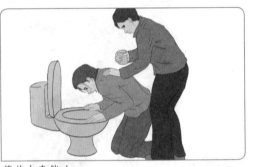
蘑菇中毒催吐

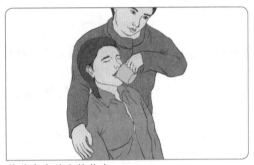
蘑菇中毒补充糖盐水

3 报警并注意观察。

如果患者已经昏迷，拨打 120 后，如果医生没有特别提示，不可强行饮水或进行催吐，以免导致患者窒息。注意为患者加盖毛毯保暖，并密切关注其生命体征，如果出现心跳、呼吸停止，应立即给予心肺复苏术。

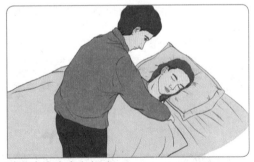
蘑菇中毒为患者保暖

⚠ 【注意事项】

1 生活饮食中，对于不认识的野蘑菇，即使是市场上销售的，也不要贸然购买食用；过于幼小、老熟、霉烂的蘑菇，也不应食用。

2 烹调加工野生蘑菇时，洗净后最好能在沸水中煮 3 ~ 5 分钟，弃汤后再重新炒煮。

3 误服有毒蘑菇，在呕吐腹泻等症状过后，即使身体感觉良好也应及时到医院进行确诊。

酒精中毒的急救处置方法

酒精中毒又称为乙醇中毒，一般生活中也常说醉酒或酒醉，多由人体一次性摄入过多含有酒精的饮料所引起，主要表现为一种中枢神经先兴奋后抑制的失常状态。急性酒精（乙醇）中毒，俗称酒醉。一般黄酒，含酒精量为10%～15%；白酒、白兰地、高粱曲酒等，含酒精40%～60%，葡萄酒，含10%～15%；啤酒，含酒精2%～5%。当饮入大量酒精后，即可引起中枢神经系统兴奋，随后出现抑制状态。以纯酒精计算，成人中毒量为70～80毫升，致死量为250～500毫升；儿童致死量约为25毫升，小婴儿为6毫升以上；新生儿中毒量则更小。酒精中毒一般可以自愈，但也会有少数严重者因呼吸循环衰竭而死亡，另外有酒瘾的人长期饮酒也容易造成慢性中毒，导致肝硬化。

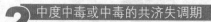 **酒精中毒的症状**

酒精中毒的症状一般可分以下几种状态：

1 轻度中毒或中毒的兴奋期

此时的饮酒者脸色潮红或苍白，眼睛发红，轻微眩晕，语言增多；有的人还会表现出平时不常表现的另一面性格，如逞强好胜、举止轻浮、粗鲁无礼、感情用事、打人毁物、喜怒无常等。但绝大多数人在这时都会自认为没醉，继续饮酒，少部分人则会安然入睡。

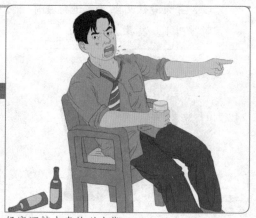

轻度酒精中毒的兴奋期

2 中度中毒或中毒的共济失调期

此阶段醉酒者的主要表现为动作笨拙、走路不稳、呕吐、语无伦次或发音含糊等。

3 深度中毒或中毒的昏睡期

昏睡期的醉酒者常会出现瞳孔散大、口唇微发紫、脸色苍白、皮肤湿冷、心跳加快、呼吸缓慢有鼾声等症状。更甚者还会出现抽搐、昏迷、大小便失禁，乃至呼吸衰竭死亡。

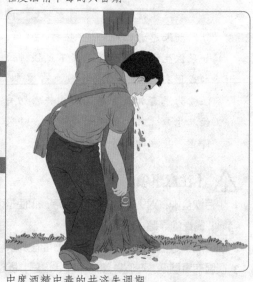

中度酒精中毒的共济失调期

①②③ 酒精中毒的急救措施

1 对轻度中毒者

若患者清醒，可吃些梨、西瓜、马蹄或喝点儿绿豆汤、果汁等解酒。如果患者已经睡着，则只需注意保暖，醒来之后患者即可自行恢复。

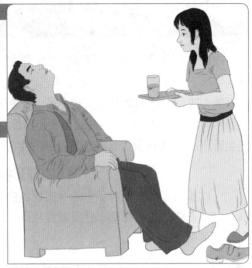

2 对中深度中毒者

若患者在清醒时呕吐，呕吐过后饮用一些解酒的汤汁，卧床休息即可。此外在患者清醒的情况下，也可协助其进行催吐。

需要注意的是，若患者在卧床休息后出现皮肤湿冷、脉搏加快、呼吸减慢等现象，应立即送医院治疗。若

酒精中毒 喝果汁

患者已经昏睡，且出现抽搐、呼吸微弱等症状，应马上联系专业救护人员或直接送医院治疗。

3 特殊治疗

盐酸纳洛酮作为非特异性催醒剂，具有兴奋呼吸及催醒作用，促进呼吸增快和神志清醒。另外，纳洛酮作为阿片受体阻滞剂，可防止和逆转乙醇中毒。轻度中毒者，给予 0.4 ~ 0.8 毫克，肌内注射或静脉注射，重度中毒者，给予 0.8 ~ 1.2 毫克，加入 10% 葡萄糖液 20 毫升，静脉注射，1 小时后可重复给药 0.4 ~ 0.8 毫克。

4 对症治疗

防止呕吐物吸入，引起吸入性肺炎。酒醒后可给予无刺激性流质饮食及对症处理。胃部不适者，口服氢氧化铝凝胶或硫糖铝片，或枸橼酸铋钾等胃黏膜保护剂。头痛者，可口服罗通定 30 毫克，每日 3 次。

⚠ 【注意事项】

1 解酒时不宜给患者饮用茶或咖啡，因为茶和咖啡虽然可通过刺激神经中枢来提神醒酒，但同时也会加重心脏负担、加重机体失水，而且有可能使乙醇在转化成乙醛后来不及再分解就从肾脏排出，对肾脏产生毒害作用。

2 会饮酒与不会饮酒、常饮酒与不常饮酒的人，在酒精中毒的量以及程度等方面都会相差很大。一般来讲，成人的乙醇中毒量为每次 75 ~ 80 毫升，致死量为 250 ~ 500 毫升；儿童的致死量为一次 25 毫升；婴幼儿则一次 6 毫升以上即有可能致死。

安眠药中毒的急救处置方法

安眠药具有抑制中枢神经系统的作用，常在需要镇静、催眠的情况下使用。常见的安眠药如苯巴比妥（鲁米那）、司可巴比妥钠（速可眠）、地西泮（安定）等，少量服用有助睡眠，中量服用有助抗惊厥，但如果超过正常使用量的 5～6 倍，就会发生昏睡不醒、血压变慢等中毒现象，有时甚至会直接造成死亡。

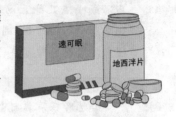

【安眠药中毒的症状】

一次服用过量安眠药后，常会出现的中毒症状有：嗜睡，头晕，记忆力减退；言语不清，步态不稳，肌肉痉挛；呼吸减慢且不规则，脉搏加速，血压下降，甚至出现深度昏迷和反射消失。

❶❷❸ 安眠药中毒的急救措施

1 催吐、洗胃、导泻。

在中毒后的 6 小时内，如果中毒者处于清醒状态，可先使用压舌板、筷子刺激咽喉进行催吐，然后使用清水洗胃。如果已经超过 6 小时，洗胃作用不大，可口服硫酸钠 20 克导泻。

2 求救或实施心肺复苏术。

如果中毒者已经昏迷，应立即拨打急救电话，同时密切观察中毒者的生命体征，注意为患者保暖。如果患者心跳、呼吸停止，应立即实施心肺复苏术。

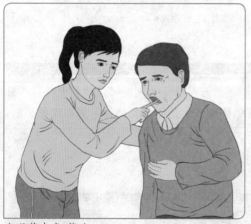

安眠药中毒 催吐

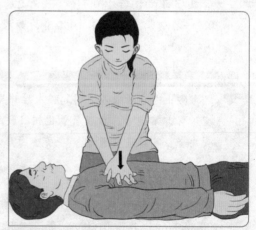

安眠药中毒 心肺复苏术

⚠ **【注意事项】**

❶ 对于昏迷的中毒者，应使其平卧，尽量少搬动头部。

❷ 患者通过催吐、洗胃等急救措施处理后，仍必须到医院进行复查确诊。

有机磷农药中毒的急救处置方法

有机磷农药可通过口服、喷洒过程中的呼吸以及皮肤接触三种方式进入人体，导致中毒。中毒的潜伏期从几分钟到几小时不等，其中以口服最短，为 5 ~ 20 分钟，呼吸约为 30 分钟，皮肤接触为 2 ~ 6 小时不等。在我国，常见的有机磷农药有美曲膦酯、敌敌畏、乐果、内吸磷、对硫磷、杀螟松、稻瘟净、甲拌磷和马拉硫磷等。

【 有机磷农药中毒的症状 】

轻度中毒。腹痛、腹泻、恶心、呕吐、小便失禁、呼吸困难、心率减慢、血压下降、瞳孔缩小。

中度中毒。除了部分轻度中毒的症状外，还常伴有肌肉颤动、抽搐甚至麻痹、心率加快、血压升高、心房颤动等。

深度中毒。除了部分上述症状外，还常伴有脑水肿、肺水肿、瞳孔极度缩小、惊厥、嗜睡、昏迷等。

【 有机磷农药中毒的鉴别诊断 】

与其他种类农药中毒相鉴别：目前，除有机磷农药外，尚使用氨基甲酸酯类、拟除虫菊酯类和有机氮类等农药。氨基甲酸酯类的品种有呋喃丹、西维因、涕灭威等；拟除虫菊酯类的品种有杀虫剂、杀虫双等。这些农药中毒与有机磷农药中毒的主要鉴别要点在于除农药接触史和临床表现不同外，有机磷农药中毒者体表或呕吐物一般有蒜臭味，而其他类农药一般无蒜臭味。

可对残余农药进行鉴定。口服中毒者，可对其呕吐物或抽取的胃内容物进行检测。血液胆碱酯酶活性（ChE）测定正常，为 80% ~ 100%；中毒可疑，为 70%；轻度中毒，为 70% ~ 50%；中度中毒，为 50% ~ 30%；重度中毒，为 30% 以下。

❶❷❸ 有机磷农药中毒的急救措施

1 迅速协助患者脱离中毒现场，并脱去被污染的衣物、鞋袜、帽子等。

接触农药的手足皮肤，应及时用大量清水冲洗干净。如果接触部位为眼睛和耳道，也可用生理盐水进行冲洗，10 分钟后，滴入 1% 浓度的阿托品 1 ~ 2 滴。

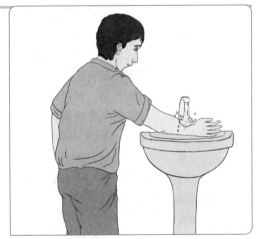

有机磷农药中毒 冲洗

2 口服中毒者，在意识清醒的情况下，应马上进行催吐或洗胃。

洗胃时可用清水或：15000 的高锰酸钾溶液（硫磷中毒者禁用）或 2% 浓度的碳酸氢钠（美曲膦酯中毒时禁用）溶液进行，反复多次，直到呕吐出来的水没有农药气味为止。

3 通过呼吸中毒的患者，应将患者迅速移到空气清洁的环境催吐或洗胃。

将患者转移到通风、空气洁净的环境中后，最好能给予吸氧，若中毒者呼吸停止，应立即实施心肺复苏术。

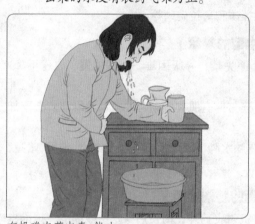

有机磷农药中毒 催吐

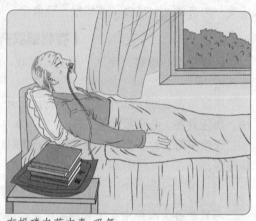

有机磷农药中毒 吸氧

【有机磷农药中毒的特效解毒剂】

（1）抗胆碱药：有阿托品、山莨菪碱、东莨菪碱、苯那辛、苯甲托晶、长效托宁等。国内主要推荐用阿托品。抗胆碱药治疗急性中毒的原则是"早期、足量、重复给药"。阿托品首次用量，轻度中毒 2 ~ 4 毫克，中度中毒 4 ~ 10 毫克，重度中毒 10 ~ 20 毫克，静注。

（2）胆碱酯酶复活剂：此类药剂，因种类的不同，用药原则和方法也不同。

①种类。用于临床的有碘解磷定、氯解磷定、双复磷、甲磺磷定、甲硫磷定和酰胺磷定（HI-6）等。从药物含肟量高低、药效强弱、持续作用时间长短、毒副作用大小和使用方便等综合评价考虑。

②用药原则。国内外一些学者主张"早期、适量、持续应用"肟类药物。早期指及早给药，首剂最好不迟于接触有机磷后 2 小时，48 ~ 72 小时后疗效差。适量指达到有效治疗浓度，但不引起毒副作用。持续应用，即只要体内存在有机磷及其活性代谢产物，肟类可继续使用，直至胆碱能危象缓解。

③用法。氯解磷定，轻度中毒者 0.5 克，肌内注射，必要时重复给药。中度中毒者 0.75 ~ 1.0 克，肌内或静脉注射，必要时重复给药。重度中毒者 1.5 ~ 2.0 克，肌内或静脉注射，之后根据病情，每 1 ~ 4 小时给药 1 次。双复磷，按病情轻重给予 0.125 ~ 0.75 克，肌内或静脉注射，每隔 2 ~ 3 小时给药 1 次。维持量为 0.125 ~ 0.5 克。

（3）解毒复方：一般由两个具有不同作用特点的抗胆碱药，与一个作用较快和重活化作用较强的重活化剂组成。如解磷定、复方双复磷（苯克磷）注射液。

煤气中毒的急救处置方法

　　煤气中毒又称为一氧化碳中毒，在较为密闭的环境中长时间使用煤炉取暖、做饭或使用燃气热水器，稍有不慎就容易造成煤气中毒事故。因为一氧化碳与血红蛋白的结合能力比氧气强 240 倍，所以人体吸入的一氧化碳越多，越容易造成缺氧，中毒也越深。

【煤气中毒的症状】

　　1. 轻度中毒：轻度煤气中毒的患者通常会有头痛、头晕、心慌、耳鸣、眼球转动不灵、恶心呕吐、全身无力等症状。

　　2. 中度中毒：除了部分轻度中毒的症状外，中度中毒者还常常有意识不清及皮肤黏膜、口唇、皮肤、指甲出现樱桃红色的症状。

　　3. 深度中毒：深度中毒者由于缺氧时间过长，大脑和脏器受损的可能性很大，常表现为呼吸困难、肺水肿、心律不齐、体温升高、皮肤苍白或青紫，以及昏迷、肢体瘫痪、癫痫发作等。

❶❷❸ 煤气中毒的急救措施

1 通气、保暖。

　　立即离开中毒现场，呼吸新鲜空气，同时注意解开衣扣、皮带等束缚物，并注意保暖。

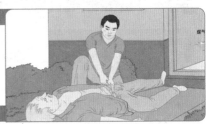

煤气中毒 解开衣扣

2 就地休息。

　　患者离开中毒现场后，应以就地休息为主，避免活动，以免加重心肺负担，有条件者可给予吸氧。

3 清理口鼻或心肺复苏。

　　在患者昏迷、呕吐的情况下，应及时清理其口鼻内的分泌物，以免窒息。若心跳、呼吸停止，应马上给予心脏复苏。

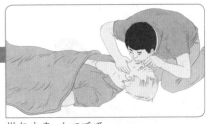

煤气中毒 人工呼吸

⚠ **【注意事项】**

1 一定要注意为患者保暖，因为寒冷和缺氧的双重刺激，可导致中毒症状加重，有时甚至会造成无法弥补的后果。

2 患者暂时的清醒并不意味着完全脱离危险境况，若没有取得医师的同意，即使清醒了也不可急于出院。

二氧化碳中毒的急救处置方法

在不通风的条件下进入煤矿井、油井、下水道，制糖、酿酒的发酵池，贮存蔬菜、水果、谷物的地窖或仓库时，很容易发生二氧化碳中毒事故。二氧化碳为无色气体，浓度很高时会略带酸味，一旦人体突然置身于高浓度二氧化碳环境中且缺乏防护时，常会由于严重缺氧而中毒甚至窒息死亡。

【 二氧化碳中毒的症状 】

二氧化碳中毒的症状根据其浓度的不同，表现也有所差异：

吸入浓度为 8% ~ 10% 的二氧化碳时，患者通常会有头昏、头痛、眼花、耳鸣等感受，同时可伴有气急、脉搏加快、无力、血压升高和精神兴奋等症状。

当处于更高浓度的二氧化碳环境中时，大多数人会在几秒钟内因呼吸中枢麻痹而突然倒地，并出现昏迷、反射消失、瞳孔扩大、呕吐、二便失禁甚至休克、呼吸停止等症状。即使马上脱离中毒环境，患者也要在几小时后才会苏醒，并仍会感到头痛、头晕、浑身无力等。

❶❷❸ 二氧化碳中毒的急救措施

1 通气、保暖。

迅速帮助患者脱离现场，呼吸新鲜空气，如有条件，可进行吸氧。同时注意在患者身上覆盖衣服、毛毯等给予保暖。

2 人工呼吸及胸外心脏按压。

若患者呼吸、心跳停止，应立即进行人工呼吸及胸外心脏按压。

3 镇静、降温。

若患者出现惊厥，可给予镇静药治疗；若患者出现高热，可使用物理降温，成人可采取冰袋冷敷，儿童可直接进行冷水浴。

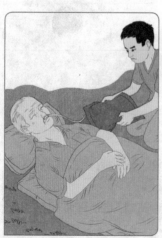

二氧化碳中毒 吸氧保暖

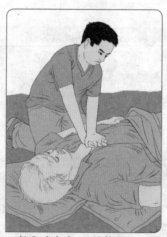

二氧化碳中毒 心脏按压

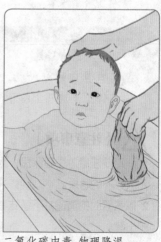

二氧化碳中毒 物理降温

夹竹桃中毒的急救

　　夹竹桃又名柳叶桃，是夹竹桃科夹竹桃属的常绿灌木，常见的有红花、黄花、白花3种，可作为观赏植物，常被种植于房前屋后或畜舍周围，当篱墙护院，也种植于道路两旁作为风景树木。夹竹桃全株有毒，枝叶及根皮和树皮均含有强心苷类物质，不管是误食、吸及或皮肤黏膜接触都会造成中毒，成人食用鲜夹竹桃叶8～10片或干叶2～3克即可中毒，食用3克干叶、8～10粒黄夹竹桃的种子可致死亡。夹竹桃中毒类似于洋地黄中毒，中毒者可出现消化系统、心脏和神经系统的症状。中毒者如发生严重的心律不齐例如心室跳动过速或颤动可导致死亡，但多数中毒者在危险的症状得以控制后，能够康复且无明显后遗症。

【夹竹桃中毒的症状】

恶心、呕吐。

腹痛、腹泻。

头痛、头昏。

视力模糊、全身不适。

流口水。

耳鸣。

皮肤、黏膜红肿。

发热。

胸痛。

心律失常。心跳缓慢、不规则，或心动过速、异位心律。

呼吸急促。

发绀。

四肢厥冷、麻木。

嗜睡。

谵语、出汗。

血压下降。

晕厥、抽搐、瘫痪。

休克、昏迷。

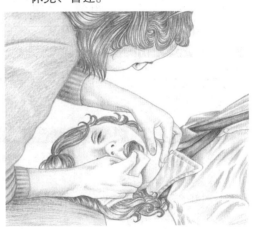

夹竹桃中毒病人会出现昏迷流口水

【夹竹桃中毒的急救措施】

立即口服催吐药物或手法催吐，然后服浓茶水后再次催吐。

催吐后给患者服用活性炭50克，2小时后重复一次。

服用硫酸镁20克导泻。

随时注意观察患者的呼吸情况，如果中毒症状较轻，患者可在1～2周内自然恢复；如果中毒症状较重，出现胸闷、心悸者，应立即送医院急救。

毒蛇咬伤的急救处置方法

我国蛇类有 160 多种，其中毒蛇 50 多种，有剧毒、危害巨大的有 10 种，如大眼镜蛇、眼镜蛇、金环蛇、银环蛇、蝰蛇、蝮蛇、竹叶青、烙铁头、海蛇等，咬伤后皆能致人死亡。蛇咬伤多发生于夏秋季节的森林、山野、草地中，其中尤以两广地区常见，每年蛇咬伤的发病率高居全国之首。

【 毒蛇咬伤与非毒蛇咬伤的区分 】

在野外被蛇咬伤时，可通过下表中的信息来初步判断咬伤自己的蛇是否有毒。

蛇型／甄别要点		有毒的蛇	无毒的蛇
外形	头部	多呈三角形	多呈椭圆形
	身体	有彩色花纹	色彩较为单调
	尾部	短而细	细而长
牙痕		伤口表皮常有一对大而深的牙痕，或两列小牙痕上方有一对大牙痕，有的大牙痕里甚至留有断牙	无牙痕，或只有两列对称的细小牙痕

❶❷❸ 毒蛇咬伤的症状

在根据蛇毒的毒液类型的不同，被咬后所产生的症状也不尽相同，一般可分为以下三种类型：

1 神经毒型

代表蛇类：金环蛇、银环蛇、海蛇。

症状：被这种类型的毒蛇咬伤后，伤口一般红肿不重、流血不多，仅有轻微的刺痛、微痒、麻木。但在 1 ~ 6 小时后，可出现全身不适、头晕眼花、恶心呕吐、乏力、走路不稳、视力模糊，甚至呼吸麻痹、心力衰竭等。

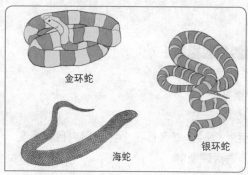

金环蛇

海蛇

银环蛇

神经毒型蛇

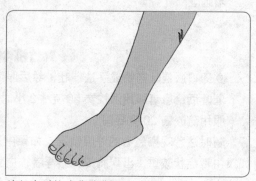

神经毒型蛇咬伤的伤口

2 血液毒型

代表蛇类：蝰蛇、尖吻腹、竹叶青。

症状：被这种类型的毒蛇咬伤后，伤口红肿严重，并迅速向肢体上端蔓延，疼痛明显、血流不止，且常伴有水泡、瘀斑；全身症状可伴有恶心呕吐、头晕、腹痛腹泻、心悸等，严重者还会出现血压下降、肾衰竭、心力衰竭等症状。

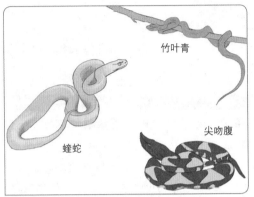

血液毒型蛇

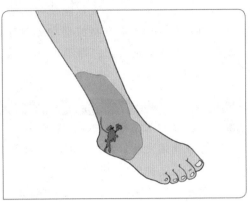

血液毒型蛇咬伤的伤口

3 混合毒型

代表蛇类：眼镜蛇、眼镜王蛇、蝮蛇。

症状：混合毒型兼具神经毒型和血液毒型的特点，被这种类型的毒蛇咬伤后，伤口周围局部红肿并迅速蔓延，流血不多但很快闭合变黑，伤口周围有血泡。全身中毒症状在 1～6 小时后出现，常表现有困倦思睡、畏寒、吞咽困难、呕吐、心律失常、言语障碍等，死亡的主要原因为神经毒所致。

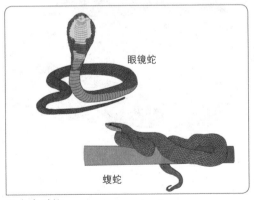

混合毒型蛇

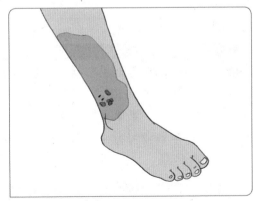

混合毒型蛇所致伤口

①②③ 毒蛇咬伤的急救措施

1 绑扎伤肢。

被毒蛇咬伤后，应立即停止走动、奔跑等活动，采取静坐或静卧的姿势，然后迅速用能找到的绳子或绳子替代物绑扎伤口的近心端，以阻止静脉血和淋巴回流。如脚趾被咬伤可绑扎脚趾根部；足部或小腿被咬伤可绑扎膝关节下；大腿被咬伤可绑扎大腿根部。绑扎时不用太紧，力度以能使绑扎的下部肢体动脉搏动稍微减弱即可。绑扎

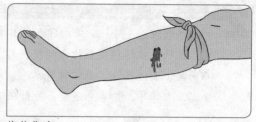
绑扎伤肢

后应做好时间标记，每隔30分钟左右松开1～2分钟，以免阻碍血液循环造成组织坏死。

2 冲洗挤压伤口。

立即用凉开水、清水、肥皂水、生理盐水或1：5000的高锰酸钾溶液冲洗伤口及周围皮肤。然后用消过毒的小刀以牙痕为中心做"十"字形切开，深至皮下，用手反复挤压伤口周围，促使毒液从切开的伤口排出体外，挤压伤口的同时仍需用清水不断冲洗伤口，整个挤压冲洗过程至少要持续20分钟。若伤口内有毒牙残留，应先用消过毒的小刀或其他尖锐物将毒牙挑出，再进行挤压冲洗。

若用嘴吸毒，吮吸者必须无龋齿，无口腔病变，嘴唇无破损，同时吸出的毒液要立即吐掉，吸后用清水漱口。

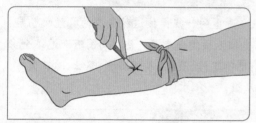
冲洗挤压伤口

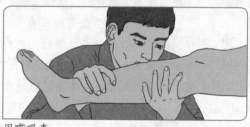
用嘴吸毒

3 局部降温。

挤压排毒之后，应对伤口部位进行冷敷降温，以减少毒素的吸收速度，降低毒素中酶的活力。即使在伤者运输途中，也应保持冷敷状态。

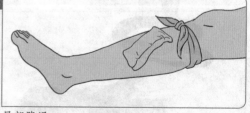
局部降温

4 口服或敷贴蛇药。

若身边备有蛇药可立即口服或敷贴伤口处解毒。常见的蛇药有上海蛇药、南通(季德胜)蛇药、广州(何晓生)蛇药等。

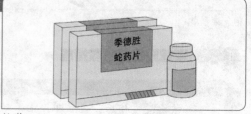
蛇药

误食毒鼠药后的急救处置方法

　　毒鼠药主要是一种以消灭老鼠为目的的毒药，但生活中，尤其是农村地区常出现人畜误食毒鼠药而导致中毒死亡的事故。毒鼠药分不同类型，常见的有杀鼠酮、鼠敌、美曲膦酯等，所误食的类型不同，后续的急救措施也有所不同，处理时应仔细辨别首。

【鼠药中毒的判定】

　　如出现下列情况应考虑为禁用灭鼠药中毒：

　　1. 有灭鼠药接触史。生产及拌售鼠药者，更多为使用中误服，另一个不可忽视的原因是被剧毒灭鼠药谋杀。所以，没有明确接触史不能排除灭鼠药中毒。

　　2. 疾病的群发性。灭鼠药引起的中毒往往表现为群发，共同进食或在一起玩耍的同时或先后发病，且临床表现相似。

　　3. 看其潜伏期。毒鼠强一般为 10～30 分钟发病，少数发病可有一定延迟，我们曾观察到一例消化道毒物接触后 14 个小时发病的病例；氟乙酰胺和氟乙酸钠多在接触后 20 分钟～1 小时内发病，部分患者潜伏期可达数小时。潜伏期的长短与摄入量直接有关。

　　4. 多为神经系统为主的多系统损害。此三种灭鼠药均可引起头痛、乏力、恶心、呕吐、肝功能改变、肌束震颤等。随病情发展，出现不同程度的意识障碍及全身性阵发性抽搐，可反复发作，部分毒鼠强中毒患者以突发癫痫大发作起病；三种灭鼠药均可造成心肌损害、心律不齐、心力衰竭等，氟乙酸钠中毒症状多较严重，可表现为速发型的多功能脏器衰竭，病死率高；部分毒鼠强中毒患者的恢复期出现以狂躁为主的精神症状。

　　5. 禁用灭鼠药的包装千奇百怪，不能仅从包装标识来区分灭鼠药的种类。在临床上，此三类灭鼠药的表现难以仅从临床表现准确鉴别，所以确切的诊断需依赖实验室毒物分析结果。毒鼠强中毒者在呕吐物或患者血、尿中检出毒鼠强，我们曾在发病两个月的患者血中测出毒鼠强；氟乙酰胺中毒者在呕吐物或患者血、尿中检出氟乙酰胺或氟乙酸；氟乙酸钠中毒患者生物材料监测氟乙酰胺阴性，应用衍生法气相色谱测定，曾测出氟乙酸钠中毒死亡半年后脏器中的氟乙酸。

❶❷❸ 毒鼠药的类型以及急救措施

1 抗凝血类毒鼠药

　　代表：敌鼠钠盐、杀鼠酮、鼠敌等。

　　症状：抗凝血类杀鼠药是鼠药中最为常见的一种，误服后的 2～5 天通常为潜伏期，主要表现为精神极度

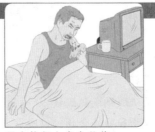
误食抗凝血类毒鼠药

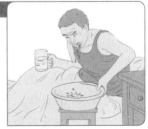
催吐

沉郁，体温升高，食欲减退，接下来可能会出现各种出血症状，如咯血、血尿、便血，以及黏膜和皮下广泛出血等。

急救措施：

（1）催吐、洗胃、导泻。饮用 1：2000 浓度的高锰酸钾溶液洗胃催吐，并口服硫酸钠或硫酸镁 30～50 克导泻。

（2）及时到医院进行维生素 K 皮下注射，凝血正常后可改为口服，每天 2 次，一次 15～30 毫克，连续 4～6 天。

（3）失血过多者应及时输血。如患者咯血、血尿、便血严重，导致失血过多，应立即安排输血。

2 无机化合物类毒鼠药

代表：耗鼠尽（磷化锌），通常为灰色粉末状。

症状：症状通常在 15 分钟～4 小时内表现出来，主要有口腔、咽喉疼痛甚至糜烂、上腹灼痛、肝区痛、呕吐并有大蒜样味，呕血、腹泻、

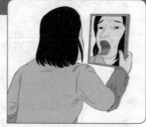
误食无机化合物类毒鼠药

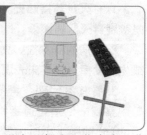
误食无机化合物类毒鼠药后要禁食含油食物

便血、头晕、心慌、惊厥甚至昏迷等。

急救措施：

（1）催吐；使用 0.5% 浓度的硫酸铜溶液反复洗胃，直到洗出物没有蒜臭味，接着再用 1：2000 高锰酸钾液洗胃，直至洗出物为清水一样的液体。

（2）胃内注入或口服 100～200 毫升的液状石蜡油，使残药溶解其中，同时口服硫酸镁 30～50 克导泻。

（3）禁食含油食物，避免加快药物吸收。

3 硫氟类毒鼠药

代表：安妥，通常为一种白色、无味的结晶粉末。

症状：嗜睡、口渴、恶心、呕吐、上腹灼烧感等，严重者还会出现呼吸困难、肝大、黄疸、昏迷。

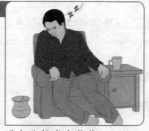
误食硫氟类毒鼠药

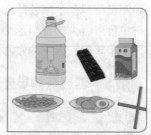
误食硫氟类毒鼠药应禁食含油食物和碱性物质

急救措施：

1. 催吐、洗胃、导泻。使用 1：2000 浓度的高锰酸钾溶液洗胃，直到流出物为清水一样液体。口服硫酸钠或硫酸镁 30～50 克导泻。

2. 严禁食用含油食物和碱性食物，以减少安妥吸收。

砒霜中毒的急救处置方法

砒霜的化学名叫三氧化二砷，一般情况下为白色霜状粉末，因为没有特殊气味，所以若不小心很容易和面粉混淆，导致误食中毒。此外，砷在工业、农业方面用途广泛，在加工或使用过程中，若长期微量吸入或使用不当也可引起中毒。

【砒霜中毒的症状】

砒霜中毒的症状会因吸入（食入）量的多少而表现各异：

一、急性中毒。

一般为口服导致。发作时间因服用量以及胃内充盈程度而定，基本为 15～5 小时不等，普遍以 1 小时左右较为常见。

症状：恶心、呕吐、腹痛，大便有时混有血液，四肢痉挛，严重时可出现少尿、无尿、昏迷、抽搐、呼吸麻痹，最后死亡。

二、慢性中毒。

长期微量吸入或食用（如某些食品的添加剂即含有砷）可导致慢性中毒。

症状：某些消化器官病症、皮肤色素沉着、角化过度或疣状增生等，这些症状一般不易察觉，但却能损害肝肾，长期累积甚至可造成肺癌、皮肤癌。

①②③ 砒霜中毒的急救

1 催吐。

反复饮用大量温开水或淡盐水，然后以手指或筷子、压舌板等刺激咽部催吐，直到吐出液颜色为水样为止。

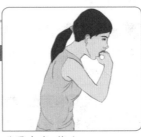

砒霜中毒 催吐

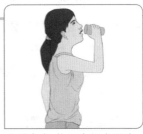

砒霜中毒 饮用牛奶或蛋清

2 催服焦馒头粉或饮牛奶、蛋清等。

将烧焦的馒头研末后服下，以吸附毒物；或者饮用 3～5 瓶牛奶、4～5 个蛋清以保护胃黏膜。

3 送医。

转送医院进行专业诊治解毒。

⚠ 【注意事项】

1 砒霜服食中毒一定要紧急处理后快速转送医院，医院现在已经有了专门的砒霜解毒剂——二巯丙醇，服用后可与砒霜结合形成无毒物质。

2 海鲜类食品同富含维生素 C 的食物或饮料同时食用，可能结合形成微量的砷元素，因此平时饮食搭配应注意避开，以免造成慢性中毒。

河豚中毒的急救处置方法

河豚是一种含有剧毒的鱼类，全球共 100 多种，我国约有 40 种，因其味道鲜美，每年都有不少人冒险食用，由此导致的中毒现象也不在少数。河豚中毒发生最多的地方主要集中在日本以及我国沿海、长江下游一带。常见的导致中毒的河豚主要有星点东方豚、豹纹东方豚等。

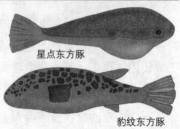

星点东方豚

豹纹东方豚

①②③ 河豚毒性的特征

1 不同部位的毒素不相同。

卵巢和肝脏所含的毒素最多，毒性最强，其次为肾脏、血液、眼睛、鳃和皮肤。鱼肉本身没毒，但死后内脏毒素可渗入肌肉，使本来无毒的鱼肉也含毒。

2 不同季节所含的毒素不相同。

春季为雌鱼卵巢发育期，加上肝脏的毒性也是在春季最强，所以春季河豚的毒是一年中最强的。夏秋雌鱼产卵之后，因卵巢退化毒性会有所减弱。

3 毒性稳定。

毒素需要加热到 220℃才能被分解，所以普通烹饪无法解除河豚的毒性。此外盐腌、日晒也不能将其毒素分解。

【河豚中毒的症状】

河豚中毒最显著的症状是麻痹，从轻微麻痹开始一直蔓延至全身麻痹，直至死亡。根据中毒者被麻痹的程度，可将其分为四个阶段：

1. 嘴唇、舌尖出现轻微麻木的症状，继而手指、手腕也能感觉到麻木或完全麻痹。其中可伴有面部潮红、头痛、剧烈恶心、呕吐、腹痛、腹泻等。

2. 麻痹继续扩张，并表现出步行困难。呕吐后急速发展，甚至不能坐只能卧，同时知觉出现麻痹，语言表达出现障碍，并可感到呼吸困难。

3. 全身包括骨骼肌肉完全被麻痹，整个身体变得软绵绵的，甚至指尖也不能挪动，由于舌尖麻痹，也无法说话，反射运动消失。呼吸变得更困难，指甲、嘴唇等部位出现明显的青紫症。

4. 视力急剧模糊，意识开始不明，继而呼吸停止，心跳消失。

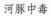

河豚中毒

①②③ 河豚中毒的急救措施

1 催吐。

用手指或筷子、压舌板等刺激咽部或口服1%浓度的硫酸铜溶液50～100毫升进行催吐，并马上转送医院。

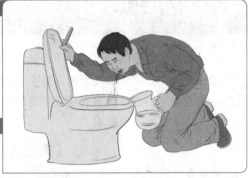

河豚中毒 催吐

2 洗胃和导泻。

用1：5000浓度的高锰酸钾溶液或0.5%浓度的药用炭悬液洗胃。进行高位清洁灌肠以及服用硫酸钠导泻。

3 输液、加速排毒。

静脉滴注10%浓度的葡萄糖液500～1000毫升，并增加维生素C、葡萄糖等的补充，加速毒物排泄。

4 吸氧。

呼吸困难时，应立即让中毒者吸氧。

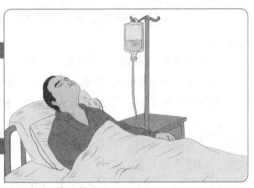

河豚中毒 静脉输液

5 药物注射。

丁溴东莨菪碱20毫克/次，缓慢静脉注射，每日3次，维持1～2日。维生素 B_1、维生素 B_{12} 肌内注射以营养神经。

6 对症治疗。

呼吸衰竭时应给予吸氧，并注射尼可刹米、山梗菜碱等呼吸兴奋剂，肌肉麻痹时，可肌内或皮下注射1%盐酸士的宁2毫克，每日3次；血压下降时，可用间羟胺、多巴胺等升压药；呕吐不止时，给癫茄类制剂，剧烈腹痛时，内服复方樟脑酊；惊厥时，可给予镇静剂，如安定等。

⚠ **【注意事项】**

1 认识清楚河豚为有毒鱼类，并能识别其形状，以防误食中毒。

2 河豚为国家明令禁止贩卖和食用的鱼类，如发现有出售，不仅不可购买食用，更应立即向有关部门汇报。

氰化物中毒的急救处置方法

　　氰化物的毒性极强，可通过呼吸道、消化道及皮肤进入人体内，阻止细胞呼吸而导致中毒者快速死亡。氰化物在电镀、油漆、染料、橡胶等行业上都有广泛应用，若监管不力、使用不当或通风不良，就容易导致中毒事件。而日常生活中，不当食用桃仁、苦杏仁也是导致氰化物中毒的常见原因。

【氰化物中毒的症状】

　　大量氰化物进入人体后，中毒者呈"闪电式"死亡，昏倒、惊厥，2～3分钟内呼吸停止，继之心脏停搏而死亡。

　　前驱期（刺激期）：氰化氢吸入者有呼吸道、眼、口腔黏膜的刺激和结膜充血、咳嗽等症状。

　　呼吸困难期：有胸闷、心悸、呼吸紧迫、脉搏快、心律失常。

　　痉挛期：阵发强直性痉挛、大小便失禁、冷汗、皮肤厥冷。

　　麻痹期：意识消失、瞳孔散大、呼吸逐渐停止。

　　食入一定量的含氰苷类植物2～9小时后，就会有中毒症状出现，轻者恶心、头痛、烦躁；重者频繁呕吐、气急、抽搐；严重者昏迷、呼吸困难、痉挛，甚至呼吸衰竭及心律失常，救治不当可死亡。

❶❷❸ 氰化物中毒的急救

1 口服中毒且神志清醒的中毒者

　　（1）立即催吐。使用1：2000浓度的高锰酸钾溶液洗胃、催吐，以使胃内氰化物变为无活性的氰酸。

　　（2）洗胃过程中要随时观察中毒者的呼吸与心率变化，如果发现其呼吸减慢，要立即终止洗胃，并马上给予人工呼吸和心肺复苏。

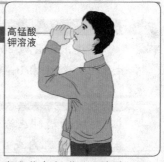

高锰酸
钾溶液

氰化物中毒 催吐、洗胃

2 皮肤接触氰化物者

　　马上脱去被污染的衣物，立即用大量清水或生理盐水冲洗接触部位5分钟以上，有条件者立即给予吸氧，并尽快转送医院。

3 吸入中毒者

　　立即将其转移至空气清新流通处。有条件的情况下可给予吸氧，呼吸微弱者马上给予人工呼吸和胸外心脏按压。

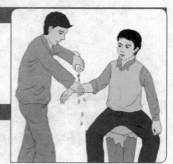

氰化物中毒 冲淋

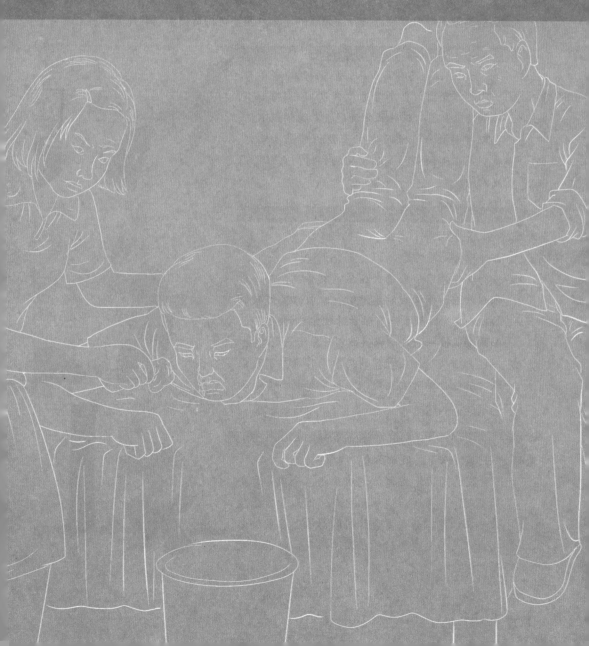

第六章
常见急症的家庭急救方法

晕厥的家庭急救方法

晕厥又称为昏厥，主要表现为一种突发的、短暂的意识丧失现象。晕厥与昏迷的不同处在于，晕厥患者一般经过适当的急救处理都能很快地恢复意识，而昏迷患者的意识障碍通常会持续较长时间。与眩晕的不同处在于，眩晕者的主要感受是自身或四周景物在旋转，无意识障碍，而晕厥者会出现短暂的意识丧失。

①②③ 晕厥的类型及原因

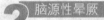

晕厥的类型多样而复杂，按导致晕厥的常见性因素可将其分为以下几类：

1 心源性晕厥

多发人群：患有高血压、冠心病的中老年人。

发作原因：当患者过度劳累、兴奋，或剧烈活动后，因心肌缺氧导致冠状动脉供血不足、脑部暂时缺血，进而发生晕厥的可能性较大。特别是在心绞痛、心肌梗死发作时，更容易引发晕厥。

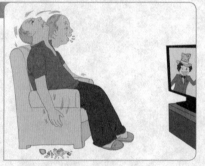

心源性晕厥

2 脑源性晕厥

多发人群：高血压、脑动脉硬化、肾炎、妊娠中毒症等患者。

发作原因：当患者血压突然升高，脑血管强烈收缩、痉挛或脑水肿时，就较容易导致脑缺氧而发生晕厥。患有脑动脉硬化症的老年人，如果出现椎－基底动脉供血不足或者血栓形成，一些如回头、扭头之类的简单动作也会引发晕厥。脑源性晕厥发生时，多伴有抽搐、暂时的肢体麻木或瘫痪。

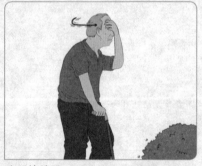

脑源性晕厥

3 体位性低血压晕厥

多发人群：低血压者。

发作原因：当体位突然改变，如平卧时突然坐起，或久蹲后突然站起时，因血管紧张度来不及调整，加之重力作用的影响，导致脑部供血不足而发生暂时的眩晕、眼花、眼前发黑等晕厥症状。

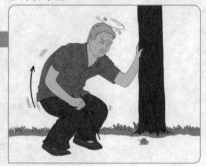

体位性低血压晕厥

4 血管神经性晕厥

多发人群：体质较差的青年女性。

发作原因：情绪紧张、气候闷热、局部疼痛、疲劳、恐惧、饥饿等。因为以上这些因素能反射性地引起患者全身小血管的广泛扩张，使回流到心脏的血液减少，心脏的血液输出量也相应减少，从而导致脑部缺血，发生晕厥。

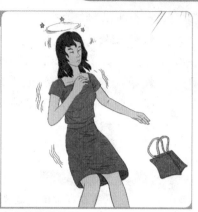

血管神经性晕厥

5 咳嗽性晕厥

多发人群：患百日咳的儿童或患有慢性气管炎、支气管哮喘、脑水肿等疾病的中老年人。

发作原因：患者在剧烈咳嗽时，胸腔和腹腔压力升高，影响静脉回流和心脏血液排出，或者间接导致颅内压升高而增加脑血管阻力，进而导致脑缺血、缺氧，发生晕厥。

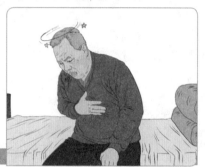

咳嗽性晕厥

6 排尿性晕厥

多发人群：中老年男性，且常发生在其清晨、午夜或午睡起床后的排尿时刻。发生时，多是在没有任何征兆的情况下突然晕倒，持续时间由 30 秒到 15 分钟不等，清醒后患者还能感受到不同程度的头晕、心慌和全身乏力等。

发作原因：排尿时体位突然变换、用力过大、膀胱突然排空使得腹内压骤然降低等都可造成暂时性低血压，导致大脑供血不足而发生晕厥。

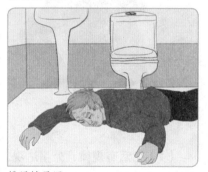

排尿性晕厥

①②③ 晕厥的急救措施

1 平卧休息。

协助患者采取平卧姿势，头放平，同时解除衣扣、腰带、领带等束缚物。如果患者能通过平躺休息自行恢复则最好。

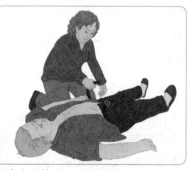

2 设法让患者清醒。

用手指按压患者人中（鼻唇沟中点处）、让患者平躺百会（头顶正中线与两耳尖连线的交叉处）穴，向其面部喷洒少量凉水，在额头上用湿凉毛巾冷敷等，都可以帮助患者清醒。洒凉水和冷敷的同时需要注意为患者保暖。

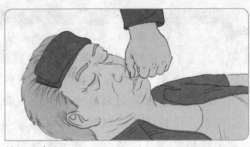

按压人中穴

3 防止摔伤。

发现患者有晕倒的迹象时，尤其是老人，首先应帮助其蹲下、躺倒，以防摔伤。

4 紧急处置或就医。

心源性等严重性晕厥，应立即呼叫救护车，且密切关注患者生命体征，当患者呼吸、心跳停止时，应马上给予胸外心脏按压。

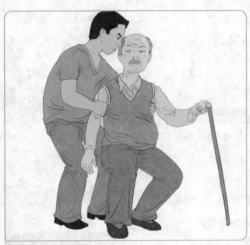

及时搀扶

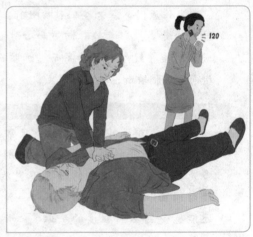

呼叫救护车及胸外心脏按压

【晕厥的日常预防】

（1）生活有规律，处事达观，不要过度熬夜、不要一日三餐不规律。这样可以使得人体生物钟有规律地运转，同时也使得神经、体液调节条理有序。这是预防疾病的关键。

（2）晚上睡觉前不要喝过浓的茶或咖啡，积极进行体育锻炼，饮食结构均衡。

（3）老年人晕厥发作有时危险不在于原发疾病，而在于晕倒后的头外伤和肢体骨折。因此建议厕所和浴室地板上覆盖橡皮布，卧室铺地毯，室外活动宜在草地或土地上进行，避免站立过久。

⚠ 【注意事项】

1 由于导致晕厥的原因很多，晕厥患者对自己的晕厥来源要有明晰的认识，以便做好防备和自救。

2 原因不明的晕厥症状，要及时到医院检查诊断，千万不能认为意识恢复就好了。

3 经常发生晕厥的患者，外出时要带好急救名片，写清楚急救措施，以便他人施救。

休克的家庭急救方法

休克，指的是因心排量不足或周围血流分布异常而引起周围组织的灌注量不足，进而不能维持生命需要的一种状态，通常都具有低血压和少尿的特征。发生休克后，随着患者休克时间的持续，不仅会导致脏器功能出现障碍，严重者甚至还会出现不可逆的细胞损害和死亡。

【休克的类型及原因】

依照休克的发病原因，可将其分为以下几类。

1. 创伤性休克：常由骨折、严重的撕裂伤、挤压伤、烧伤等引起。

2. 低血容量休克：常因大量出血或流失大量体液而发生，外伤或内脏大量出血、剧烈呕吐、腹泻等都是其常见的原因。

3. 心源性休克：主要由心脏排血量急剧减少所导致，急性心肌梗死、严重的心律失常、急性心力衰竭及急性心肌炎等是其常见诱因。

4. 神经性休克：主要由强烈的精神刺激、剧烈的疼痛或脊髓麻醉意外等而发病。

5. 过敏性休克：由于人体对某种药物或物质的过敏而引起，常见的如青霉素过敏、抗毒血清过敏等，严重时可造成瞬间死亡。

6. 感染性休克：主要由病毒、细菌感染引起，常见的如中毒性痢疾、休克性肺炎、败血症、暴发性流脑等。

【休克的症状】

休克的症状除附带有其病因的部分特征外，还具有一些共同的表现：

1. 精神呆滞或烦躁不安，神志可能处于清醒状态，但淡漠、意识模糊，或表现为瞌睡。

2. 全身软弱无力，四肢发冷，皮肤苍白而略潮湿，毛细血管充盈时间延长。

3. 有颈动脉或股动脉可摸到搏动。呼吸急促和换气过度甚至可能出现呼吸暂停。

❶❷❸ 休克的急救措施

1 止血、止痛、包扎、固定。

休克患者容易因摔倒、碰撞等而受伤，若患者有严重创伤，应立即止血、止痛、包扎、固定。

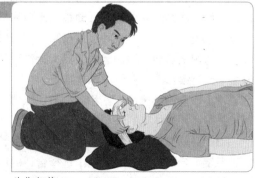

外伤包扎

2 静待医生到来。

　　在讲述了病况或现场情况之后，120医生一般都会给出一些指导性的措施，这时一定要维护好现场秩序，保持现场安静，并尽量争取周围人的帮助。如果医生没有特别交代，则不要随便移动病人或伤者。

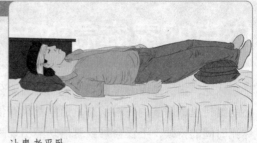

让患者平卧

3 予以保暖或降温等。

　　注意给患者盖上毛毯或衣物保暖，若患者清醒，可给予适量热茶、姜糖水，对于伴发高热的感染性休克病人应给予降温。

4 保持呼吸通畅或予以吸氧。

　　注意保持患者呼吸道通畅，有条件时可给予吸氧，若患者呕吐，应及时清除其口鼻中的呕吐物。

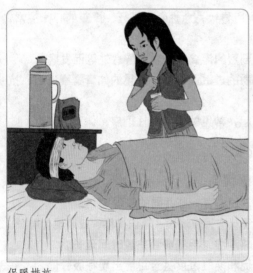

保暖措施

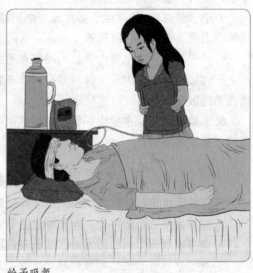

给予吸氧

【休克的日常预防】

　　（1）对有可能发生休克的患者，应针对病因，采取相应的预防措施。对外伤患者要进行及时而准确的急救处理；活动性大出血者要确切止血；骨折部位要稳妥固定；软组织损伤应予包扎，防止污染；呼吸道梗阻者需行气管切开；需后送者，应争取发生休克前后送诊，并选用快速而舒适的运输工具，运输时患者头向车尾或飞机尾，防行进中脑贫血。后送途中要持续输液，并做好急救准备。

　　（2）严重感染患者，采用敏感抗生素，静脉滴注，积极清除原发病灶（如引流排脓等）。对某些可能并发休克的外科疾病，抓紧术前准备，2小时内行手术治疗，如坏死肠段切除。

　　（3）必须充分做好手术患者的术前准备，包括纠正水与电解质紊乱和低蛋白血症；补足血容量；全面了解内脏功能；选择合适的麻醉方法。还要充分估计术中可能发生休克的各种因素，采取相应的预防低血容量休克的措施。

昏迷的家庭急救方法

昏迷，指的是患者生命体征虽然还存在，但意识已经丧失，对环境刺激缺乏反应或反应微弱的一种状态。一般可分为浅昏迷和深度昏迷，浅昏迷患者对外界刺激和疼痛尚还保存部分反应，如动动手、回答简单问题等；深度昏迷的患者则全身瘫软，对任何刺激都没有反映，瞳孔反射和角膜反射也已丧失。

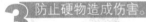

❶❷❸ 昏迷的急救措施

1 让患者平卧，并清除口腔异物。

使患者呈平卧位，在其两肩胛后垫一薄枕，以利于头部后仰，同时使其头偏向一侧，清除口腔内异物，包括假牙、呕吐物等。

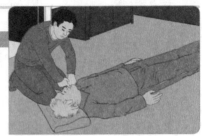

让患者平卧后仰

2 打开呼吸道。

昏迷患者由于舌根后坠，很容易造成不同程度的呼吸道阻塞。施救者可将一手掌贴于患者前额处，用力往下压，迫使患者头后仰；另一手的示指与中指置于患者下颌骨近下巴处，抬起下巴，使舌根上举而打开呼吸道。

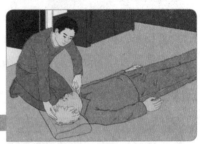

防止舌根后坠

3 防止硬物造成伤害。

取出病人身上的硬物，如小刀、钥匙、硬币等。

4 保暖并就地休息。

密切注意患者的生命体征，注意保暖，如无需要，不要随意移动患者。

5 紧急施救。

若患者心跳、呼吸停止，应立即给予胸外心脏按压，进行心肺复苏术。

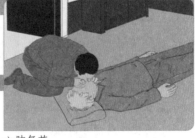

心肺复苏

⚠ **【注意事项】**

1 昏迷是意识障碍最严重的阶段，也是病情危急的信号，必须立即拨打 120，联系专业医护人员进行抢救。

2 不要用力拍打、摇晃病人头部，严禁胡乱翻转、搬运病人。

3 在进行心肺复苏术救生时，不要中断，要一直坚持到专业救护人员的接替。

呕吐的家庭急救方法

　　呕吐，是指胃及小肠的内容物逆流经食道、口腔，然后吐出的一种现象，常由腹压增高而引起，是日常生活中较常见的一种症状。呕吐经常与恶心同时发生，并伴有上腹不适、流涎等症状，有时呕吐能起到将胃内有害物质排出体外的保护作用，但更多时候常由病理状态引起。

【呕吐的类型及其原因】

按发病原因，呕吐可分为以下几种类型。

一、中枢神经性呕吐

1. 精神过度紧张、疲乏、强烈的情绪波动或受到令人厌恶的气味与景象的刺激。

2. 脑震荡、脑积水、脑膜炎、尿毒症、糖尿病酸中毒等。

二、反射性呕吐

1. 吃了不干净的食物或误服了强酸、强碱之类的腐蚀剂。

2. 消化道的任何一段发生阻塞、腹腔内脏的炎症性病变、心脏的各种病变、肺部病变引起剧烈咳嗽等。

三、消化系统疾病性呕吐

食管炎、胃炎、幽门痉挛、急性肠炎、肠梗阻、急性阑尾炎、肝炎和胆道疾病等消化系统疾病都可成为导致消化系统疾病性呕吐的原因。

❶❷❸ 呕吐的急救措施

1 弄清呕吐的原因。

　　如果是因为吃了不干净的或有毒的东西而导致的呕吐，应当把这些不清洁的食物吐出来，而且吐得越干净越好。当引起呕吐的食物

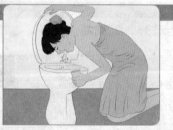
呕吐

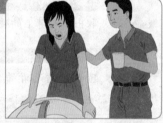
安抚患者情绪

吐干净后，呕吐症状一般也就随即停止。但吐完之后应注意及时漱口，以防胃酸等消化液腐蚀牙齿。

　　如果是精神情绪方面的原因，则需要帮助患者摆脱目前的情绪影响，可以轻轻抚拍呕吐者背部、轻声安慰、给予其温糖水等来帮助患者休息和放松。

2 拨打急救电话。

　　对于由消化系统疾病或其他疾病造成的呕吐，应及时就医或拨打120急救电话，并遵医嘱积极配合治疗。

3 防止呼吸道阻塞。

　　当患者出现昏迷症状时，应注意将患者头偏向一侧，并及时清理患者口腔内的呕吐物，防止阻塞呼吸道。

抽搐的家庭急救方法

　　抽搐，俗称抽筋，是大脑功能暂时紊乱的一种表现。人体肌肉的运动是受大脑控制的，当管理肌肉运动的大脑有关细胞暂时过度兴奋时，就会发生不能自控的肌肉运动，可局限于某群肌肉或身体一侧，或波及全身。

　　按发作形式，抽搐可以分为以下几类：发作性抽搐、持续性抽搐和偶发性抽搐。在生活中比较常见的是偶发性抽搐，主要与身体姿势不对、劳损、疲劳有关。抽搐的部位也常常不同，主要有群肌肉的抽搐（也就是肌痉挛）、单纤维的抽搐和纤颤等。

❶❷❸ 抽搐的应急处理措施

1 让其放松。

　　立即将患者平放在床上，头偏向一侧并略向后仰，颈部稍抬高，将领带、皮带、腰带等松解，注意不要将患者跌落地上。

2 保持呼吸通畅并防舌根后坠。

　　迅速清除口鼻咽喉的分泌物与呕吐物，以保证呼吸道通畅，防止舌根后倒，为防止咬伤舌头，可以用纱布或布条包绕的压舌板或筷子放在上下牙齿之间，并用手指掐压人中穴及合谷穴，以上要求必须在几秒钟内迅速完成。

3 防止撞伤。

　　防止患者在剧烈抽搐时与周围硬物碰撞致伤，但是绝对不可以用强力把抽搐的肢体压住，以免引起骨折。

4 用科学方法缓解或消除痛苦。

　　掌握腓肠肌抽筋的处理方法，能有效地缓解或消除抽搐的痛苦。

　　（1）急剧运动时腓肠肌突然觉得疼痛、抽筋时，要马上捏紧拇指，慢慢地把腿伸直，待疼痛消失时再进行按摩。

　　（2）游泳时抽筋的处理。手指、手掌抽筋：将手握成拳头，然后用力张开，然后再迅速握拳，如此反复进行，并用力向手背侧摆动手掌。上臂抽筋：将手握成拳头并且尽量屈肘，然后再用力伸开，如此反复进行。小腿或脚趾抽筋：用抽筋小腿对侧的手，握住抽筋的腿的脚趾，然后用力向上拉，同时用同侧的手掌压在抽筋小腿的膝盖上，帮助小腿伸直，如此坚持一段时间。大腿抽筋：弯曲抽筋的大腿，使之与身体成直角，并弯曲膝关节，然后用两手抱着小腿，用力使它贴在大腿上，做震荡动作，随即向前伸直，如此反复进行。

　　（3）如果半夜出现腓肠肌抽筋，可以利用墙壁压挡脚趾，将腿部用力伸直，直到疼痛、抽筋缓解，然后进行按摩放松。

腹泻的家庭急救方法

腹泻，主要指的是一天之内大便次数超出平时正常次数，且大便稀薄或含有黏液、脓血等的一种现象，常由大肠蠕动异常或大肠水分吸收太少所致。腹泻在生活中较为常见，一般可分为急性和慢性两种。情绪、饮食不洁、病菌感染、肠道疾病等因素都会造成不同程度的腹泻，急救时应注意仔细辨别，对症施救。

【 急性腹泻的病因 】

1. 急性肠疾病

急性肠感染：病毒性、细菌性、真菌性、阿米巴性、血吸虫性等。

细菌性食物中毒：由沙门菌、嗜盐菌、变形杆菌、金黄色葡萄球菌等引起。

2. 急性中毒

植物性：如毒蕈、桐油。

动物性：如河豚、鱼胆。

化学毒物：如有机磷、砷等。

3. 急性全身感染

如败血症、伤寒或副伤寒、霍乱与副霍乱、流行性感冒、麻疹等。

4. 其他

变态反应性疾病：如过敏性紫癜、变态反应性肠病。

内分泌疾病：如甲状腺危象、慢性肾上腺皮质功能减退性危象。

药物副作用：如利舍平、氟尿嘧啶、胍乙啶、新斯的明等。

【 腹泻的症状 】

1. 急性腹泻

发病快，来势凶猛；大便呈水样或带有脓血，并伴有不同程度的腹痛、恶心、呕吐、发热等症状。如果一直腹泻不止，甚至可能出现休克或昏迷。

2. 慢性腹泻

慢性的腹泻延续时间相对较长，主要表现为大便次数多且稀薄，同时可伴有低热、消瘦、乏力等症状。

 【注意事项】

1 对于因呕吐、腹泻而严重脱水的患者，应立即送医院，进行静脉输液。

2 长期慢性腹泻者，一定要查明原因，以免遗留肠胃肿瘤、结核等。

3 大便次数虽有增多，但成型，且无其他伴随症状的，不属于腹泻。

4 伴有脓血便或米泔样大便的患者，家属应将患者用过的餐具、衣物等煮沸消毒。

①②③ 腹泻的急救措施

1 静卧休息，补充体液。

因为腹泻的发病原因多样，所以腹泻时要及时到医院肠道门诊就诊，确定治疗方案。如果不能及时就医，应先在家静卧休息，平缓情绪，并饮用糖盐水、米汤、藕粉或果汁及时补充体内流失水分。若患者腹泻的同时伴有频繁呕吐，则要暂时禁食。

2 服药。

急性腹泻者，若确定为由饮食不洁导致的腹泻，可服用小檗碱治疗，每次 2～3 片，每日 3 次，小儿、孕妇忌用。若家中数人相继发病，且都有呕吐、胃痛、水样泻的症状，可服用十六角蒙脱石（思密达）治疗，每次 1 袋（3 克），每日三次。

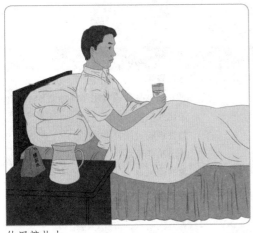

饮用糖盐水

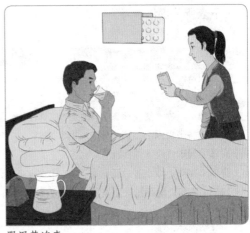

服用黄连素

3 对慢性腹泻者要等医生确诊病因。

慢性腹泻者，可由情绪不安、疲惫、肠道过敏、慢性结肠炎等原因导致，患者一般不易分辨，所以最好是到医院就诊后再准确用药。

4 严重者送医。

若腹泻伴有呕吐或症状严重者，应及时送医院治疗。

【腹泻的日常预防】

（1）在流行季节应保证饮用水的卫生，防止因失水过多而发生脱水；合理调整饮食，注意劳逸结合和保证充足的睡眠，以提高机体抵抗疾病的免疫力。

（2）注意饮水饮食卫生，不喝生水，不吃腐败变质食物。

（3）外出旅游一定要注意饮食卫生和安全；加强体质锻炼，提高抵抗力。

（4）自觉讲究个人卫生，饭前便后要用肥皂流水反复洗手。搞好卫生，做好厕所的清洁消毒工作。保持环境清洁，消灭苍蝇。

（5）当发生腹痛、腹泻、恶心、呕吐等胃肠道症状时，要及时到医院接受治疗，以免延误病情。

急性腹痛的家庭急救方法

急性腹痛又称急腹症，主要表现为腹部全部或部分位置发生不同程度的压痛、反跳痛、绞痛等疼痛症状。急性腹痛的发病原因多种多样，除饮食外，肝、胃、脾、胆道、胰腺、十二指肠、小肠、结肠、子宫、膀胱等脏器的病变，以及如糖尿病、癫痫等一些全身性疾病也是其常见病因。

【急性腹痛的症状与病因】

急性腹痛的疼痛部位往往可以提示疼痛的病因，但由于其并发原因多样，且患者大多数时候不能对疼痛部位做出准确估计，所以除非十足把握，否则还是应去医院进行专业诊断，下表所列仅供参考。

腹痛部位及相关症状	可能的病因
上腹部：持续性疼痛，伴有阵发性加剧	急性胃肠炎
上腹部偏左：轻压疼痛，伴恶心呕吐	患者暴饮暴食或食用了不洁食物
中上腹部：慢性、周期性、节律性疼痛，有压痛	消化性溃疡
上腹部或脐带周围：疼痛，伴有呕吐和腹泻	急性胃肠炎或胃溃疡
下腹部：间歇性痉挛性疼痛	肠道功能紊乱
上腹部：疼痛，数小时后转到右下腹，伴恶心呕吐	急性阑尾炎
上腹部：剧痛，随后扩散至全腹，多于饱餐、饮酒后突然发作，患者有溃疡史	胃、十二指肠穿孔
腹痛伴腹泻	肠炎、痢疾、霍乱等传染病
左下腹：疼痛，并常出现阵发性腹泻和间歇性便秘	结肠过敏或溃疡性结肠炎
全腹：持续腹痛，伴呕吐不止	肠梗阻
上腹正中偏左：持续剧烈腹痛，阵发性加重，并放射到侧腰部，伴呕吐，常在酗酒或暴饮暴食后发生	急性胰腺炎
右上腹：阵发性绞痛，放射至右肩，多见于中年女性，常在饱餐油腻后发作	胆囊炎、胆石症
全腹：疼痛，或手指按压后疼痛，或下压后放松的瞬间疼痛	腹膜炎
右侧肋下部：向右肩部放射疼痛	胆囊炎或横膈膜病变
脐带周围：疼痛或绞痛，突然发作，阵发性加剧	肠道蛔虫病
右上腹疼痛及肝区：持续性叩触痛，伴有黄疸	病毒性肝炎
下腹：疼痛，小便时伴有烧灼样疼痛、尿频	膀胱炎或其他泌尿系感染
侧腹或下腹：阵发性绞痛，放射至腰背部、会阴部，伴尿频、血尿	输尿管结石
男性下腹：疼痛，伴腹股沟肿胀不适	疝气
育龄妇女：停经6周左右，突然下腹部痛伴阴道出血	宫外孕
育龄妇女腹痛	妇科的急腹症
上腹部：中央刺痛并向左肩扩散	心绞痛
老年人腹痛，有高血压或心肌梗死史	心肌梗死、心力衰竭
右上腹或左上腹：钝痛，起病急，伴肌肉紧张，患者有外伤史	腹部闭合性损伤，常见于肝、脾破裂

①②③ **急性腹痛的急救措施**

1 保持痛苦最小体位。

不要勉强患者平卧，协助其保持最能减轻腹痛的姿势即可。

2 密切观察，查明病因。

密切观察患者腹痛的性质、部位、疼痛特征、发作时间以及伴随症状等，尽快查明病因。

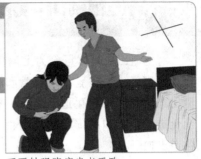

不要勉强腹痛患者平卧

3 不要盲目处理或用药。

在不确定病因的情况下，不要盲目冷敷、热敷或搓揉腹部，也尽量不要用镇痛药，以免干扰诊断。

4 不能随便饮食。

不明病因的情况下，就诊前暂时不要喝水或进食。因为若为胃肠穿孔，喝水进食会加重病情；同时有的急腹症需要紧急手术，进食后会增加麻醉的困难。

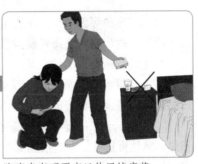

腹痛患者不要盲目使用镇痛药

【防治腹痛小窍门】

1. 醋煮鸡蛋治腹痛

患急性肠炎出现腹痛、腹泻时，取 100 ~ 200 克食醋，倒入锅内，用文火加热片刻，将 2 ~ 3 个鸡蛋打入锅中，煮熟后吃蛋饮醋，1 ~ 2 次即可见效。

2. 风油精治腹痛

在肚脐（神阙穴）处滴数滴风油精，再用伤湿止痛膏或普通胶布覆盖，即可起到祛寒止痛的作用。此法对于因受凉、过多食用冷饮等引起的寒性腹痛效果尤佳。

3. 巧用盐治腹痛

（1）由受凉引起腹痛，或急性膀胱炎导致逼尿肌麻痹、造成小便不通而引起腹部胀痛，可将炒热的盐放在布袋里热敷腹部，有很好的效果。

（2）冬天外出回家后，有可能出现腹痛。这时可用铁匙在火上炒几粒食盐，冲 1 碗开水服下，即可收到显著疗效。

⚠ **【注意事项】**

1 腹痛急救一定要明确病因，当患者疼痛不能就诊时，可拨打急救电话进行询问或联系救护车，切不可盲目使用止痛药。

2 当患者腹痛至不能忍受，或伴有高热、呕血甚至休克症状时，应立即转医院救治。

消化道出血的家庭急救方法

消化道出血具体可分为上消化道出血和下消化道出血。屈氏韧带以上的食管、胃、十二指肠、上段空肠以及胰管和胆管出血都属于上消化道出血，而屈氏韧带以下的肠道出血则属于下消化道出血。一般来说，上消化道出血多由消化道本身病变所致，下消化道出血则以肿瘤、肠息肉、炎症性肠病多见，此外，一些全身性疾病也会造成消化道出血。

【 消化道出血的病因 】

消化道出血可因消化道本身的炎症、机械性损伤、血管病变、肿瘤等因素引起，也可因邻近器官的病变和全身性疾病累及消化道所致。

1. 上消化道出血的病因

（1）食管疾病：食管炎（反流性食管炎、食管憩室炎）、食管癌、食管溃疡、食管贲门黏膜撕裂症、器械检查或异物引起损伤、放射性损伤、强酸和强碱引起化学性损伤。

（2）胃、十二指肠疾病：消化性溃疡、急慢性胃炎（包括药物性胃炎）、胃黏膜脱垂、胃癌、急性胃扩张、十二指肠炎、残胃炎、残胃溃疡或癌。还有淋巴瘤、平滑肌瘤、息肉、肉瘤、血管瘤、神经纤维瘤。膈疝、胃扭转、憩室炎、钩虫病等。

（3）胃肠吻合术后的空肠溃疡和吻合口溃疡。

（4）门静脉高压，食管胃底静脉曲线破裂出血、门脉高压性胃病肝硬化、门静脉炎或血栓形成的门静脉阻塞、肝静脉阻塞（Budd-Chiari 综合征）。

2. 下消化道出血病因

（1）肛管疾病：痔、肛裂、肛瘘。

（2）直肠疾病直肠的损伤、非特异性直肠炎、结核性直肠炎、直肠肿瘤、直肠类癌、邻近恶性肿瘤或脓肿侵入直肠。

（3）结肠疾病：细菌性痢疾、阿米巴痢疾、慢性非特异性溃疡性结肠炎、憩室、息肉、癌肿和血管畸形。

（4）小肠疾病：急性出血性坏死性肠炎、肠结核、克罗恩病、空肠憩室炎或溃疡、肠套叠、小肠肿瘤、胃肠息肉病、小肠血管瘤及血管畸形。

【 消化道出血的症状 】

呕血、黑便。消化道出血最主要的症状即为呕血或黑便，但具体情况取决于患者出血病变的性质、部位、出血量、出血时间以及出血速度等。一般而言，患者均有黑便，但不一定都呕血。呕血多为棕褐色，咖啡渣状。

失血性周围循环衰竭。如果患者出血量较大，有可能出现头晕、心悸、恶心、口渴、乏力、晕厥等症状，若不及时处理或处理不当，甚至还可能导致意识模糊、昏迷、休克等。

发热。可能持续 3～5 天，但一般不会超过 38.5℃。

①②③ 消化道出血的急救措施

1 侧卧位休息。

协助患者采取侧卧位，头偏向一侧，保持头低足高。尽量消除患者紧张情绪，让其安静休息。为避免患者因紧张而加重出血状况，烦躁的患者可给予口服少量地西泮（安定）。

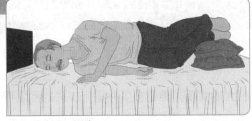

消化道出血 侧卧

2 防止窒息并保暖。

若患者已经昏迷倒地，应及时清除其口腔内的积血，防止患者因血液吸入气管而造成窒息，同时注意为患者保暖。

3 禁饮食。

当患者处于胃胀满、恶心、呕吐或者休克状态时，应绝对禁食、禁饮温热水，但可以漱口。

4 药物或冰饮止血。

在患者呕血间歇期间，可马上服用云南白药、西咪替丁（甲氰咪胍），或法莫替丁（高舒达）止血。或者也可慢慢饮用100～200毫升5℃左右的冷饮或冰牛奶止血。

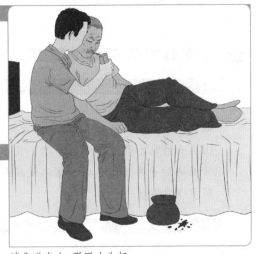

消化道出血 服用冰牛奶

5 密切观察记录。

在等待专业救护人员的过程中，施救者要密切观察患者呕血、黑便的次数、性质、数量以及其他伴随症状，并做好记录。患者的呕吐物或粪便应保留少量作为标本，留取化验用。

⚠ **【注意事项】**

1 除了呕血等较严重的时候，一般情况并不需要绝对禁食，因为不吃不喝反而会增加胃酸分泌，影响血液凝固。

2 平时生活中，要注意便后观察，若发现有血便、黑便的现象，要及早检查治疗。

3 日常饮食注意均衡，常喝牛奶，多吃新鲜水果和蔬菜；不抽烟，少饮酒、浓茶、咖啡，少吃辣椒等刺激性食物；有消化道出血史的患者则应绝对禁食刺激性食物，以免损伤胃肠黏膜，诱发出血。

急性咯血的家庭急救方法

咯血，指的是喉部以下的支气管或肺组织出血后，经由口腔排出的一种现象。患者咯血的表现有痰中带血点、血丝，血液直接从口、鼻涌出等，咯血量的多少和病因、病变有很大的关系，但量多少并不与疾病的严重程度相一致，因此不仅大咯血需要急救，少量的咯血也应引起足够重视，尽早检查治疗。

【咯血的病因】

引起咯血的疾病繁多，主要是呼吸系统疾病。

（1）呼吸系统疾病：肺结核、支气管扩张、肺癌、肺脓肿、支气管炎、肺炎、肺真菌病、肺阿米巴病、肺吸虫病、支气管结石、尘肺、恶性肿瘤肺转移、良性支气管瘤等。

（2）心血管系统疾病：风湿性心脏病、二尖瓣狭窄、肺动脉高压、肺动静脉瘘等。

（3）全身性疾病与其他原因：血小板减少性紫癜、白血病、血友病、再生障碍性贫血、弥散性血管内凝血、肺出血型钩端螺旋体病、流行性出血热、肺型鼠疫、慢性肾衰竭、尿毒症、白塞病、胸部外伤、肺出血、肾炎综合征、替代性月经、氧中毒和结缔组织病等。

①②③ 咯血与其他类型出血的区别

1 咯血与一般的口鼻流血。

一般的口鼻损伤流血，不伴随咳嗽，仔细检查后甚至可以发现出血处。但当血液从后鼻孔沿咽壁下流，吸入呼吸道后而再咳出来时，就比较容易被误诊为咯血。

2 咯血与上消化道出血呕血。

呕血时患者常感到恶心或上腹部不适，呕吐物中除了血污外还可能伴有食物，而且呕血后常排黑便，但咯血仅为呼吸道出血，并不伴随其他消化道疾病症状。

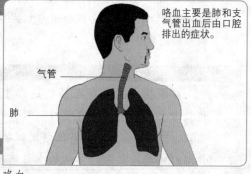

咯血主要是肺和支气管出血后由口腔排出的症状。

气管

肺

咯血

①②③ 咯血的急救措施

1 顺应身体将血咯出。

咯血时，应顺应身体将血咯出，不能强忍，否则更容易导致出血量增多。

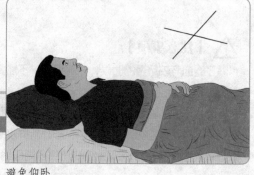

避免仰卧

2 避免阻塞呼吸。

保持患者呼吸道通畅，患者可采取侧卧位休息，但应绝对避免仰卧，以免咯血不畅，阻塞呼吸。对于意识不清醒的患者，应及时清除其口腔、咽喉的血块，同时拍打患者胸背部，让病人将血块咳出。

3 服镇静药或止血药。

对于精神过于紧张的患者，可口服少量镇静药。若条件许可，可适量服用云南白药、三七粉、卡巴克络（安络血）、酚磺乙胺（止血敏）或维生素K等进行止血。

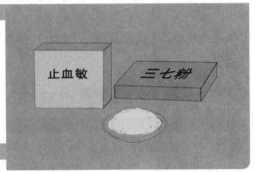

服用药物止血

4 清除呼吸道血块阻塞。

如果发现患者咯血突然中断，且呼吸急促、困难，甚至呼吸骤停，面色青紫，很可能表示患者呼吸道已经被血块阻塞住。此时施救者应一人抱起患者双下肢，取45°头低脚高位，另一人一手拍击患者健侧背部，一手手指用纱布缠绕后帮患者清除口、鼻腔内血块，以解除呼吸道梗阻。若患者意识尚清醒，则应鼓励其将血块咳出。

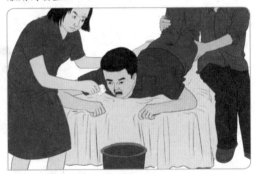

血块堵住呼吸道的急救

【咯血的日常预防】

积极治疗原发病，已有咯血者应减少活动，避免情绪激动，禁食刺激性食物，避免剧咳或用力排便，以免诱发再次咯血。

（1）预防感冒，出门时要根据天气变化注意增减衣服，防止着凉感冒。

（2）注意饮食，饮食应以富含维生素的食物为首选。

（3）"管理空气"，房间经常通风，保持适宜温度（常为18～25℃）和湿度（常为40%～70%）。

（4）锻炼身体，坚持每天进行适量的体育锻炼和呼吸功能锻炼。

（5）备急救药，家里要备小药箱，特别是要备足止咳药物，如以治疗干咳为主的喷托维林（咳必清）片和糖浆；用以镇咳为主的可愈糖浆；以镇咳化痰为主的棕胺合剂等。家庭必备止血药物如云南白药，用以镇静的药物如安定等。注意小药箱里的过期药物要及时更换。

（6）戒烟、限酒：患有呼吸道疾病的患者，一定要戒烟、限酒，以减少或避免发生咯血的因素。

流鼻血的家庭急救方法

　　流鼻血，主要指的是鼻孔内的毛细血管遭破坏后，血液从鼻孔里流出的一种现象。如果患者长期处于干燥环境中，在挖鼻孔、揉擦鼻子、擤鼻子或打喷嚏时往往更容易碰伤鼻孔内毛细血管，引发流鼻血。此外，一些鼻腔疾病如鼻窦炎、鼻咽癌或全身性疾病如高血压等也会引起流鼻血。

①②③ 流鼻血的急救措施

1 清除鼻腔血块。

　　如果鼻腔内留有血块，应在止血前将其擤出，以免阻碍伤口闭合。

2 药剂或物理方法止血。

　　如果有条件，可以将喷有充血剂或鼻腔喷液的棉花塞入鼻孔帮助止血，若没有药剂，也可直接将干净的棉花或卫生纸塞入鼻孔止血。

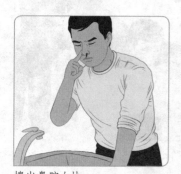
擤出鼻腔血块

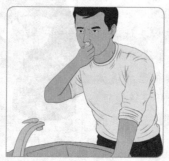
塞棉花止血

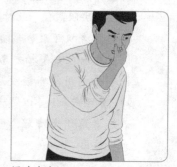
压迫止血

3 压迫止血。

　　用手指直接按压鼻翼软骨处进行压迫止血，右侧鼻孔流血压右侧，左侧流血压左侧，两边都流血则同时压住两边，并改用嘴巴呼吸。

4 严重者联系专业救护人员。

　　5~7分钟后，若血仍未止住，再重复塞棉花和压鼻翼软骨的步骤。若20分钟后仍未止住，则应立即联系专业救护人员。

⚠ 【注意事项】

1 在按压止血的同时，也可适当冷敷鼻翼外侧，配合止血。

2 鼻子流血时，可将身体稍微前倾，任由血液由鼻孔流出；切不可将头部后仰，倒流回咽喉。

3 鼻血止住后，至少两天不要做剧烈运动，一周内不要挖鼻孔，以免剥落旧痂，再次造成毛细血管破裂。

小儿高热抽搐的家庭急救方法

高热抽搐，又常称为高热抽风或急惊风，病毒、细菌、支原体、真菌等病原微生物的感染，小儿内分泌代谢障碍，体温调节功能失调等都可成为其发病原因。一般来讲，6 岁以下小儿发生高热抽搐的概率为 5% 左右，第一次发生时多在 3 岁以下，但 6 个月以内的较少见。

【小儿高热抽搐的症状】

小儿高热抽搐多具有发病突然、来势凶猛的特点。一般将腋温为 39.1℃以上的发热称为高热，但有的小儿在低热（37.1 ~ 38℃）或中热（38.1 ~ 39℃）时也会伴有抽搐症状。总结起来，小儿高热抽搐时的症状如下：

脸颊发热发红，全身发烫，有的伴有发汗等。

发热后 12 小时内，出现抽搐症状。有的会出现烦躁不安、惊跳、精神恍惚或摇头等先兆，大部分则表现为意识突然丧失、面色苍白或发青，头后仰，两眼球上翻或斜视，口吐白沫，四肢强直或阵挛性抽搐等症状。

一般抽搐时间较为短暂，但也有长达 10 ~ 30 分钟的，抽搐时间超过 30 分钟的小儿日后发生癫痫的可能性明显增高，尤须注意。

❶❷❸ 小儿高热抽搐的急救措施

1 物理降温。

一般低中高热的小儿都可采用，具体方法有：

（1）热天可打开空调，将室温调至 28℃以下。

（2）使用风扇吹风，但应避免将风扇直接对准小儿。

（3）使用 30 ~ 40℃的温水进行温水沐浴降温。

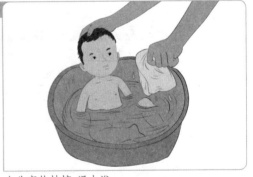

小儿高热抽搐 温水浴

（4）用浸湿冷水的毛巾或 70% 酒精加等量水，持续轻擦小儿的腋窝、大腿根部、颈部或膝关节后方，高热伴有寒战的小儿不可使用此法。

2 药物降温。

3 岁以上小儿则可口服退热药片，如安乃近、扑热息痛（百服宁）等。药量按每次每千克体重 10 ~ 15

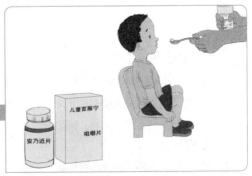

小儿高热抽搐 药物降温

毫克使用（一枚药片约0.5克）。但在发热原因不明的情况下不建议使用这种
方法。

3 注意水及营养物的补充。

　　可多次少量喂水（哺乳期小儿则
增加母乳喂养次数），以补充因脱水
引起的血液循环不足，加快体热散发。
但需注意及时将排出的汗液擦干，降
温后更换床单。

4 防止呕吐物造成的窒息。

　　对于抽搐的小儿，首先要保证呼
吸道通畅，可让患儿采取侧卧位或平
卧位，头偏向一侧。如有呕吐物，要
及时清除干净，防止因呕吐物堵塞咽
喉造成窒息。

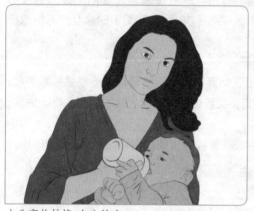

小儿高热抽搐 水分补充

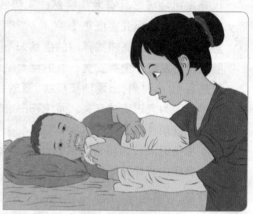

小儿高热抽搐 保持呼吸道通畅

5 止惊。

　　可用指尖刺激小儿人中位置
2～3分钟，或用拇指掐揉患儿前脚
掌凹窝处的涌泉穴。这时可能会立即
止住抽搐，但仍应配合物理降温，才
能防止再次复发。

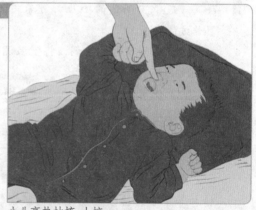

小儿高热抽搐 止惊

⚠ **【注意事项】**

1 联合国卫生组织不建议给2个月以下的小儿服用解热药，应尽量采用物理降温。

2 低热的患儿可通过多次少量饮水降温；中热的患儿可适量口服解热药配合物理降温，但药量和
药品方面最好有专业医师指导；高热患儿在急救的同时则应马上联系医院救护人员，采用更专业
的解热方法降温。

3 应随时有监护人员在患儿身旁照看，以免患儿抽搐时发生碰伤、坠床、咬伤舌头等。

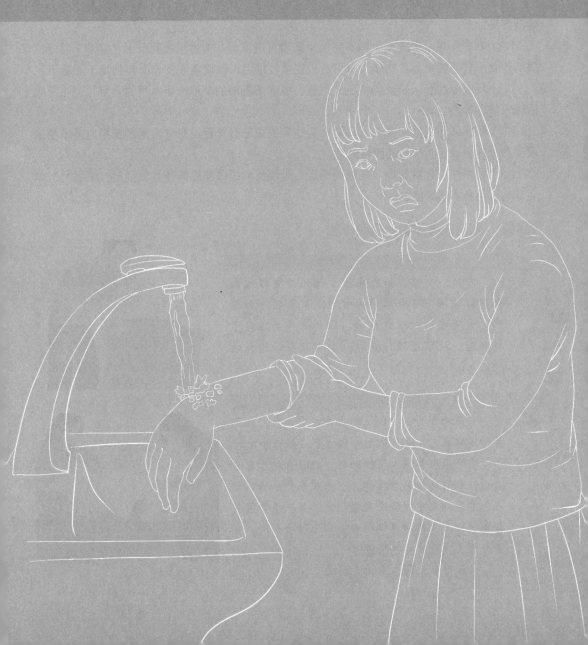

第七章

其他常见急救处理方法

喉咙卡有异物的处理方法

日常生活中，某些不良的习惯或意外都会导致不慎吞入异物，其中尤以小孩子和婴幼儿居多，约占发生总数的97%。儿童在饮食或玩耍时，由于好奇心以及自身会厌软骨发育不成熟的关系，很容易被糖果、花生、豆子、玉米、肉丸、核桃仁、硬币、纽扣或弹珠等异物卡住，此时若抢救不及，甚至可能造成生命危险。

【喉咙卡有异物的病因及症状】

（1）尖锐的异物刺入食管壁侧引起较重的疼痛。异物位于颈下部两侧或胸骨后处，吞咽时疼痛加重。

（2）咽食困难：轻者或早期不完全阻塞者可进流食。重者因食管反射性痉挛、吞咽疼痛而拒食，食管肿胀。异物较大者可造成完全性梗阻，致使唾液及流质食物均不能咽下。

（3）呼吸道症状：较大异物压迫气管，或滞留咽部的唾液被吸入气管，都可产生呼吸困难、咳嗽等症状。

（4）颈部活动受限：食管入口处有尖锐异物或已有食管炎患者，因颈部肌肉痉挛使颈项强直，并会出现头部转动困难的症状。

（5）因发热引起食管炎、食管周围炎、纵隔炎和颈深部感染等并发症时，患者可有体温升高、全身不适等症状。

①②③ 喉咙卡有异物的急救措施

1 咳嗽或手抠。

咳嗽、手抠。如果异物卡住的位置较浅或仍在口腔内，可采取用力咳嗽或直接用手指抠的方式将异物咳出或抠出。但如果异物已经卡得较深，就不可强行挖取，否则只会加速异物的吸入。

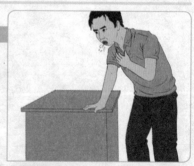

喉咙卡有异物 咳嗽、手抠

2 用海姆立克法。

如果患者为1岁以上的儿童或者成人，且仍处于清醒状态，则可采用海姆立克法排出异物。

当一旁有其他人员协助时，施救者站于患者身后，双臂环绕患者腰部，一手握拳并用拇指顶在患者腹部正中线脐上两横指处，另一手紧握住握拳的一手，快速连续向内、向上冲击5次，可重复数次，直到将异物排出。

具体可参见第二章相关图文。

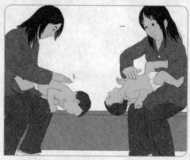

喉咙卡有异物 小儿

3 拍背、压胸。

如果患者为 1 岁以下的小儿，施救者取坐位，然后抱起小儿，将其脸朝下，使其身体依靠在大人膝盖上。接着以单手用力拍小儿两肩胛骨处 5 次，动作要干脆。然后将婴儿翻正，在婴儿胸骨下半段，用示指及中指压胸 5 次。如此重复，直到将异物排出。

4 背后冲击。

如果患者身材较肥胖或为孕妇，无法按压剑突和肚脐之间，可改为按压胸骨下半部，即剑突以上的位置。操作时，施救者站于患者身后，两臂从患者腋窝下向前环绕至其胸部，一手握成拳并将拇指侧置于胸骨中部，另一只手紧握住成拳的一手，快速连续向内、向上冲击 5 次，直至将异物排出。

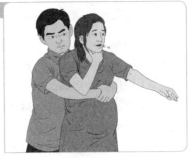

喉咙卡有异物 孕妇

5 冲击腹部。

如果患者已经丧失意识，可将其安置成仰卧位，施救者骑跨在患者两大腿外侧，一手手掌根平放在患者腹部前正中线脐上两横指处，另一只手交叠其上，两手同时快速向内、向上冲击病人的腹部连续 5 次，然后检查口腔，如异物已被冲击出则迅速取出；若没有，则继续重复上述冲击步骤。

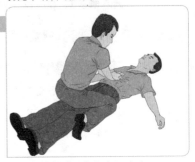

喉咙卡有异物 患者意识丧失

【一些误吞异物情况的急救方法】

（1）误服药物：已经清楚知道误服药物的分量及时间，如果药性不太严重，可给孩子喝一些牛奶以减低药物在胃里的药性。

（2）吞下花生：花生是各种物件中最危险的，因为它不能用 X 光照出位置来，若塞着气管或支气管，吸收了水分便会膨胀，堵塞气道，引致窒息，因此不要随便给孩子吃食花生。

（3）吞下纽扣：若是胶质纽扣，用 X 光亦难照出，纽扣若到了胃和肠部也可从大便排出，父母可留意患儿的排便情况。若引起咳嗽或出现呼吸困难，则是纽扣进入了气管，因此要立刻带患儿见医生。

（4）吞下发夹：发夹虽然长，若是顺利通过幼儿的肠道，一周之内，便会从大便排出。若在体内钩着内脏某处，便需带孩子到医院照 X 光，查出发夹所在。

（5）误吞钉子、回形针、碎玻璃等尖锐、带钩的异物，则必须立即送医院检查治疗。因为这些异物很容易钩住或穿透消化道黏膜造成损伤。

异物入眼、耳、鼻的处理方法

　　灰尘、沙土、飞虫等异物进入眼睛、耳朵或鼻腔是生活中经常会遇到的事。由于难以忍受的不适感，大多数人都会采取一些不科学的解决措施。但如果能掌握正确的处理方法，不仅能快速取出异物、缓解不适，同时也能避免因方法不当造成的患处发炎等。

【异物入眼的病因及症状】

（1）空气中的灰尘、小昆虫粘在眼球或留在眼皮内。

（2）硫酸、家用清洁剂等有害液体侵入眼内。

（3）工矿意外爆炸时的爆炸碎屑溅入眼内。

（4）磨砂轮抛出的金属小块飞入眼内。

（5）症状表现为：眼睛疼痛、发胀，受伤眼不断流泪。眼睛发红，视力受损。异物感、畏光。异物进入瞳孔区者可以引起视力障碍。

❶❷❸ 异物入眼的处理方法

1 用毛巾等黏附。

　　如果能清楚地看到眼睑中异物，可以直接用干净的毛巾或沾湿的纱布把异物轻轻黏附出。

2 用泪水自然冲洗。

　　如果异物没有嵌入眼球，可先冷静地闭上眼睛，等到眼泪大量分泌，不断流出时再慢慢睁开眼睛眨几下，让泪水将异物自然冲洗出。

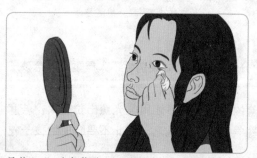

异物入眼 毛巾黏附

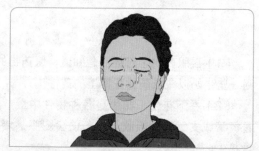

异物入眼 泪水冲刷

3 清水浸洗。

　　如果眼泪不能将异物冲洗出，可使用眼药水、生理盐水清洗，或直接将头部浸入到清洁的水中，睁眼的同时上下晃动头部，让清水将异物冲洗出。需要注意的是，使用的水必须为纯净水或矿泉水，因为自

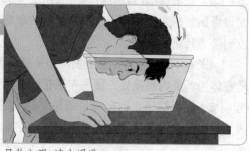

异物入眼 清水浸洗

来水中含有的氯化物质会刺激眼睛。使用生理盐水清洗时，需要医院由专业的医生帮助进行，不能使用自己调配的盐水。

4 求助医生。

若异物嵌入眼球，可用消毒后的纱布轻轻覆盖住，固定后立即去医院的眼科急诊，切不可自己随意处理。

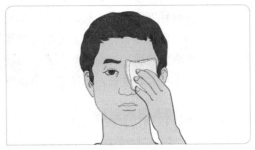

异物嵌入眼球

①②③ 异物入耳朵的处理方法

1 油浸、烟熏或光照。

若是小昆虫进入耳朵，不可硬掏。正确的做法是将少量甘油、橄榄油等油质滴入耳朵；或将卫生香的烟缓缓吹向耳朵；或用手电筒往耳朵内照射，驱使小虫自己爬出。

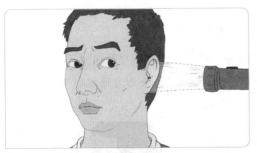

异物入耳 电筒照射

2 迫使异物流出。

如果是水或其他静物进入耳内，可将头歪向异物侧，同时单脚跳，促使异物自行流出或掉出。

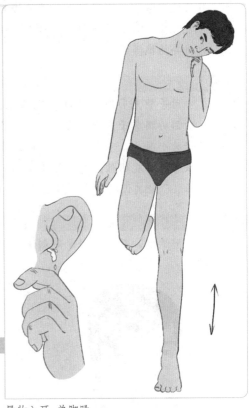

异物入耳 单脚跳

3 求助医生。

若异物一直未能取出，应尽快转至医院的耳鼻喉科治疗。

⚠ 【注意事项】

1 不要养成随便挖耳垢的不良习惯，耳垢能防止虫子等直接接触鼓膜。

2 小虫等飞入耳道，不要用钳子取，因为钳子有时会滑脱，反而会将异物送入耳道深部。

3 不要让异物留在耳中而不加理会。特别是幼儿，更应趁早进行处理，以免伤害耳部。

【异物入鼻的病因及症状】

（1）多有异物入鼻史，有外伤及手术史，常见于幼儿。

（2）如为金属异物，实施X线摄片检查可明确异物的部位及大小。

（3）其临床表现：一侧鼻腔阻塞，流臭脓带血鼻涕。鼻腔黏膜红肿，鼻腔有脓性分泌物。异物若生存时间过长，鼻黏膜可出现糜烂、假膜等不良现象。

①②③ 异物入鼻的处理方法

1 用手指或镊子夹出。

如果异物尚有小部分露在鼻外，且又适宜拿捏，可用手指或镊子将其轻轻捏出；若不适宜则不可勉强，以免将异物推得更深。

2 擤出。

用手将无异物一侧的鼻孔堵住，然后用力擤鼻子，将异物擤出。如果患者为小孩儿，不会擤鼻子，可让其用双手将耳孔堵住，大人帮其堵住一侧鼻孔，让其像吹气球一样闭嘴鼓腮吹气，直至将异物排出。

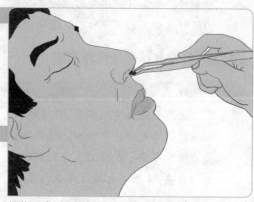

异物入鼻 镊子夹出

3 喷嚏排出。

用纸捻、羽毛或小草等刺激无异物的一侧鼻孔，促使患者通过打喷嚏将异物排出。

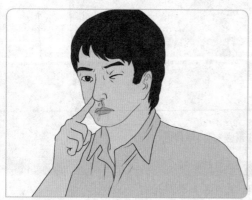

异物入鼻 擤出

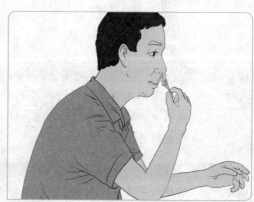

异物入鼻 纸捻挠痒

烧烫伤的处理方法

烧烫伤，主要指的是由沸水、滚粥、热油、热蒸汽或一些化学物质、药剂或直接由大火造成的皮肤灼伤。损伤程度可大可小，一般损伤部位在皮肤，但若火焰、蒸汽、毒气等通过呼吸吸入，也会造成鼻腔、咽喉、气道甚至肺部的损伤。为了尽量降低伤者的受伤程度，掌握一些科学的应急处理常识尤为必要。

❶❷❸ 烧烫伤程度划分

烧烫伤的程度需同时根据受伤深度和受伤面积来划分。

1 按烧烫伤深度

烧烫伤的深度可分为三种程度：

（1）一度烧烫伤——皮肤红肿、疼痛、没有水疱；

（2）二度烧烫伤——形成水疱、溃烂、疼痛剧烈；

（3）三度烧烫伤——皮肤与组织完全受伤，皮肤焦黑、坏死，形成溃烂状。

2 按烧烫伤的面积

烧烫伤面积的计算目前有两种方法：

（1）手掌法：不规则或小面积的烧伤，以五指并拢一掌的面积约等于体表面积的1%计算。

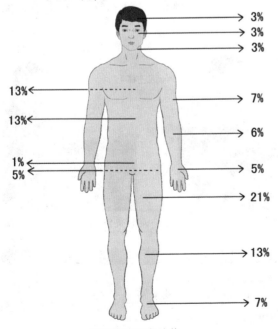

烧烫伤的面积计算

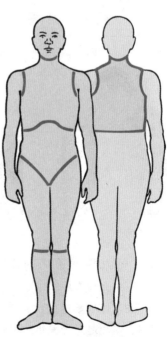

烧烫伤的面积计算2

（2）九分法：即头颈部占全身表面积的9%（头部、面部、颈部各占3%）；双上肢占18%（双上臂7%，双前臂6%，双手5%），躯干前后包括会阴占27%（前躯13%，后躯13%，会阴1%），双下肢（含臀部）占46%（双臀5%，双大腿21%，双小腿13%，双足7%）（女性双足和臀各占6%），总计100%。

3 烧烫伤程度的估算

估算烧烫伤程度严重与否，需要将受伤深度与受伤面积二者结合起来：

三度烧烫伤超过10%即算作严重；

二度烧烫伤达到15%为严重；

一度烧烫伤，如果全身受伤面积达到5%～10%，也需要全身治疗。

如果是眼睛、脸部、外阴部达到二度以上的烧烫伤，即使仅为1%～2%的面积，也必须住院治疗。

成人烧伤面积大于15%，10岁以下儿童和70岁以上老人的烧伤面积达10%，就需积极抢救。

123 烧烫伤的急救措施

1 一度烫烧伤的处理方法

（1）直接将伤处置于自来水下冲淋20分钟以上，直到伤处不痛为止。

（2）用消过毒的纱布或毛巾轻轻包扎好患处，然后干冷敷12小时左右。

（3）也可以将一些烫伤药或未使用过的凡士林软膏涂在烫伤面上，注意防止伤口感染。

（4）经上述处理后，如果伤处不见好转，如持续疼痛或出血等，应立即到医院处理。

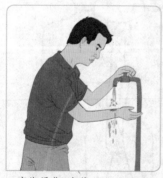
一度烧烫伤 冲淋

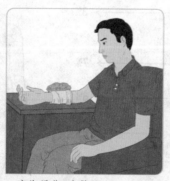
一度烧烫伤 冷敷

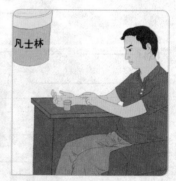
一度烧烫伤 抹药

2 二度以上烧烫伤的处理方法

（1）立即在冷水下冲淋30分钟以上。

（2）边冷敷边送往医院，如果手腕烧伤，应把手吊在肩上；如果是脚部或腿部烧伤，应抱起患者或用担架将其送往医院。

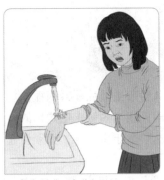
二度烧烫伤 冲淋

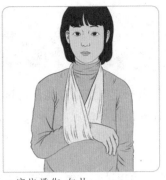
二度烧烫伤 包扎

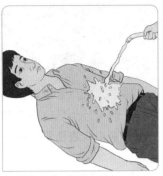
二度烧烫伤 淋浇衣服

（3）如果烧烫伤部位包裹有衣服，切忌直接脱衣服，而应先将冷水淋浇在衣服上降温，等到伤口充分泡湿后，再小心地将衣服脱去。如果衣服已经和皮肤粘在一起，则可用剪刀将衣服未粘紧皮肤的部分剪去，粘在皮肤上的部分应留待以后让专业人员处理。

（4）如果烧烫伤部位为口腔、咽喉等部位，由于很可能引起呼吸道肿胀和发炎，肿块可迅速导致呼吸道阻塞从而引起呼吸困难，因此必须立即就医。急救时需解开伤者衣领，并随时观察其呼吸状况，如果伤者意识模糊，应马上给予心肺复苏。

（5）等待救护车的过程中，如果伤者口渴，可以少量多次给予口服姜盐茶、咸菜汤、咸豆浆等淡盐液体，但不能在短时间内服用大量白开水，以免引发脑水肿和肺水肿等并发症。

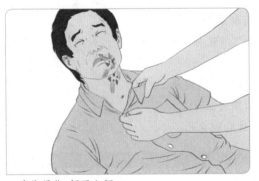
二度烧烫伤 解开衣领

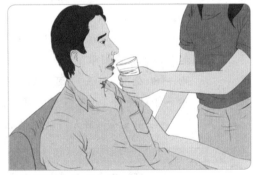
二度烧烫伤 补充水分

⚠️ 【注意事项】

1 如果伤者身上衣服在着火，应先想办法把火扑灭，伤者切忌边跑边呼救，这样只能让火越烧越大。

2 如果被弱酸、弱碱之类的液体化学药物烧伤，应立即使用大量清水清洗，不可使用其他化学药品进行中和。若被干石灰、强酸、强碱之类的化学药物烧伤，应先用干布将药粉完全除去后再用流动的清水冲洗。

3 在没有医生指导的情况下，不要使用化妆品、肥皂、牙膏、酱油、醋、马铃薯、蜂蜜等"土方法"涂擦患处。

触电的处理方法

触电，也称电击伤，指的是当一定电流或电能量通过人体时所造成的一系列损伤现象，一般可分为低压触电和高压触电两种情况。触电发生的时间相当短暂，电灼伤的地方也非常小，表面看上去并不太明显，但造成的损伤却可深达机体组织内部，尤须引起重视。

人触电后不一定会立即死亡，出现神经麻痹、呼吸中断、心脏停搏等症状，外表上呈现昏迷的状态，此时要看作是假死状态，如现场抢救及时，方法得当，人是可以获救的。现场急救对抢救触电者是非常重要的。国外一些统计资料指出，触电后1分钟开始救治者，90%有良好效果；触电后12分钟开始救治者，救活的可能性就很小。这说明抢救时间是重要因素。因此，争分夺秒，及时抢救是至关重要的。

①②③ 触电的病理和生理

触电受伤的程度和电流强度、电压以及触电时间紧密相关，一般来讲，电流越强、电压越高、触电时间越长，人体所受的损伤也就越大。不同程度的电流、电压所导致的触电症状也不同。

1 按电流强度区分。

2毫安（mA）以下：手指接触部位有酥麻刺痛感；

10～20毫安（mA）：肌肉持续收缩，不能自主松开触电物，时间延长的话可能引起剧痛和呼吸困难；

50～80毫安（mA）：可引起呼吸麻痹和心室颤动；

90～100毫安（mA）：呼吸麻痹，心跳停止；

220～250毫安（mA）：电流直接通过胸腔至死。

2 按电压强度区分。

220伏（V）电压：可造成心室颤动致死；

1000伏（V）电压：可使呼吸中枢麻痹而致死；

220～1000伏（V）：心室颤动和呼吸中枢麻痹兼有，一般认为低压触电的死因主要为心室颤动，高压触电的死因主要为呼吸麻痹，二者相互转化影响。

【触电的症状】

受伤较轻时：头晕，心悸，脸色、皮肤苍白，口唇发绀，惊慌和四肢软弱，全身乏力等。同时触电部位起水泡、组织破坏、皮肤烧焦，并可伴有肌肉疼痛，甚至有短暂的抽搐。

受伤较重：持续的抽搐以及由抽搐造成的骨折、肌腱断裂，甚至休克、心律不齐、内脏破裂、不省人事直至死亡。

由低电压电流引起的心室颤动,开始时尚有呼吸,数分钟后呼吸停止,进入"假死"状态。

由高电压电流引起的呼吸中枢麻痹,伤者呼吸虽停止,但心跳仍存在,此时如不施行人工呼吸,可于 10 分钟左右死亡。

若心脏与呼吸中枢同时受累,大多数伤者都会立即死亡。

【触电的并发症】

触电可引起骨折、脱臼。电击伤引起挤压综合征样改变,导致肾衰。头部击伤可引起白内障、视神经萎缩、脉络膜炎、视网膜炎。电击伤可引起血管破裂、出血、组织坏死。高压电击伤时,可引起内脏破裂。电击时,若受害人从高处坠落,可发生震荡,头、胸、腹外伤、四肢骨折等伤害。

❶❷❸ 触电的急救措施

1 自救。

如果不是高压电(一般的生活用电都不属于高压电),通常在触电的最初几秒钟内,触电者处于轻度触电状态,意识并未丧失。此时,可采取以下两种措施摆脱触电状态:

(1)如果接触到的是带电的电线,触电者可用另一只空出的手迅速抓住电线的绝缘处,将电线拽离自身。

(2)如果接触到的是固定在墙上的电源,触电者可用脚猛力蹬墙,同时身体向后倒,借助身体的重量和外力摆脱电源。

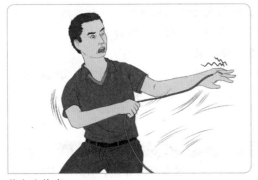

将电线拽离

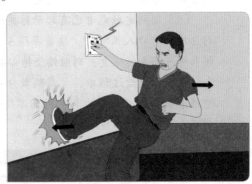

借力摆脱电源

2 施救。

(1)使触电者脱离电源。可采取用干木棍、书本、瓷器、塑料或橡胶制品等迅速将电线、电器与触电者分离。

(2)触电者脱离电源后,立即检查其生命体征,如果心跳停止,立即进行人工呼吸和胸外心脏按压。同时拨打急救电话。

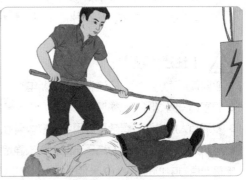

将电线与触电者分离

3 应对并发损伤。

如果触电者触电后弹离电源或自高空跌下，很有可能并发颅脑外伤、血气胸、内脏破裂、四肢和骨盆骨折等。此时应按外伤、烧伤的急救方法进行处理。

4 人工呼吸和胸外心脏按压。

现场急救过程中，不要随意移动伤者，如果移动，则抢救中断时间不能超过30秒。在送往医院的过程中，心跳、呼吸停止的伤者要继续给予人工呼吸和胸外心脏按压，直到有医务人员接替为止。

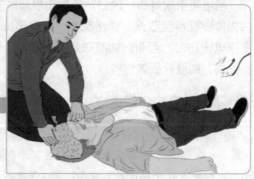

5 脑部降温。

如果有条件，可将碎冰屑装入塑料袋中做成帽子状包裹于触电者头部，帮助其脑部降温，争取心、肺、脑尽早复苏。

用碎冰屑袋为脑部降温

6 抢救过程中应适时对触电者进行再判定。

（1）按压吹气1分钟后（相当于单人抢救时做了4个15∶2循环），应采用"看、听、试"方法在5～7秒钟内完成对触电者是否恢复自然呼吸和心跳的再判断。

（2）若判定触电者已有颈动脉搏动，但仍无呼吸，则可暂停胸外按压，而再进行2次口对口人工呼吸，接着每隔5秒钟吹气一次（相当于每分钟12次）。如果脉搏和呼吸仍未能恢复，则继续坚持心肺复苏法抢救。

（3）在抢救过程中，要每隔数分钟用"看、听、试"方法再判定一次触电者的呼吸和脉搏情况，每次判定时间不得超过5～7秒。在医务人员未来接替抢救前，现场人员不得放弃现场抢救。

7 触电者好转后要恰当处理。

如触电者的心跳和呼吸经抢救后均已恢复，可暂停心肺复苏法操作。但心跳呼吸恢复的早期仍有可能再次骤停，救护人应严密监护，不可麻痹，要随时准备再次抢救。触电者恢复之初，往往神志不清、精神恍惚或情绪躁动、不安，应设法使他安静下来。

⚠️ **【注意事项】**

1 平时使用完电器后，应注意随手切断电源。

2 居家铺设暗线时，必须加绝缘套管；电线破损、电线接头修补必须使用绝缘胶布。

3 发现有人触电时，严禁直接用手去拉触电者。

4 若断落在触电者旁的为高压电线，在未确定线路无电或穿有绝缘靴前，救护人员不可进入以断电落地点为中心的8～10米范围内，以防止跨步电压触电。

雷击的处理方法

闪电是大气层产生的一种强烈的放电现象，电压可高达 1 亿至 10 亿伏特，同时还会放出大量热能，瞬间温度可达 1 万摄氏度以上。闪电能穿过高耸的建筑物、大树等进入地面，有时也会通过站在附近的人的身体，即发生雷击。雷击的破坏力很大，遭雷击的人伤情一般都很重。

【雷击伤的症状】

雷电击伤以皮肤被烧焦、鼓膜或内脏被震裂、心室颤动、心跳停止、呼吸麻痹为主要症状。具体可细分如下：

大脑神经系统损伤：惊厥、昏迷、休克、精神失常、伤后健忘症等。

心血管系统损伤：心脏停搏，血管灼伤、断裂，形成血栓、供血中断等。

呼吸系统损伤：雷击造成的脑、神经传导及呼吸肌的痉挛等可导致呼吸功能失常，呼吸停止或异常。

运动系统损伤：肌肉灼伤，由抽搐或从高处坠落造成的骨折、肌腱拉伤等。

其他：耳鼓膜破裂、爆震性耳聋、白内障、失明等。

❶❷❸ 雷击的急救措施

1 让伤者放松并求救。

让伤者就地平卧，解开衣扣、内衣、腰带等束缚物；同时拨打急救电话。

2 进行人工呼吸和心脏按压。

立即进行人工呼吸和胸外心脏按压，并坚持到医务人员接替为止。

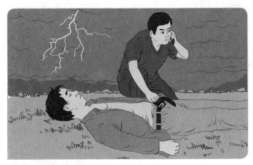

雷击 平卧

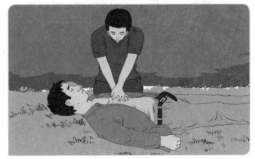

雷击 胸外心脏按压

⚠ 【注意事项】

1 雷雨天不要在室外走动或大树下避雨。在高楼外需尽快入室，在高山上要尽快下山，露天游泳者应尽快上岸。

2 打雷时要关好门窗、家电，并尽量不要靠近门柱、墙壁和电源。

3 在室外时若感到头发竖立，皮肤刺痛，肌肉发抖，即表示将有被闪电击中的危险，此时应立即原地卧倒。

淹溺的处理方法

淹溺，也称溺水，多发生于夏季游泳高峰时节。游泳者不太熟悉水性或在饥饿疲劳时透支体力游泳，或不识水性者失足落水——如雨天掉入河流沟坑、冬天行走于薄冰上坠入冰窟等，都极容易导致淹溺的发生。淹溺者常因口、鼻吸入大量水而引起肺部进水或咽喉痉挛，从而导致窒息、死亡。

❶❷❸ 溺水过程分期及症状

溺水的症状根据淹溺时间长短，程度也会有所不同：

1 呼吸暂停期

持续时间：30 秒～1 分钟。

症状表现：此时淹溺者出于自我保护，会暂时憋住呼吸，并挣扎呼救，虽然会吸入和吞入少量的水，但神志尚清楚，不过由于呼吸暂停，可导致心跳加快，血压升高。

2 呕吐挣扎期

持续时间：30 秒～1 分钟。

症状表现：溺水者在憋气一段时间后，由于不能忍受又开始呼吸。水通过呼吸进入肺部后引起剧烈的呛咳；吞咽入胃迫使胃胀满而发生呕吐，若呕吐物被吸入气管就可能引起呼吸道阻塞，继而窒息。这个阶段的溺水者神志逐渐模糊，呼吸表浅，血压开始下降，心搏由快变慢。

3 二次呼吸昏迷期

持续时间：约 1 分钟。

症状表现：溺水者呼吸基本停止，但偶尔仍会再次呼吸。这一时期的溺水者基本处于昏迷状态，呼吸微弱或停止，心跳微弱，瞳孔散大，肌肉松弛，各种反射全部消失，大小便失禁。

4 死亡期

症状表现：溺水者呼吸完全停止，心脏可能继续搏动 1～2 分钟，最后进入死亡状态。

【溺水者被救出水后的症状】

溺水者被救出水后，可能出现脸色苍白、四肢冰冷、全身水肿、少尿或无尿、烦躁不安、昏迷、抽搐、记忆力减退或消失、血压降低、心律失常、呼吸困难等症状。

儿童在复苏后还有可能出现肺炎、肺脓肿并发症或脑缺氧后遗症。

①②③ 溺水的急救措施

1 借物施救或呼救。

会游泳或游泳技术不足以支持救人的情况下，可将竹竿、绳索、救生圈之类的东西抛给溺水者；同时奔走呼喊其他人来抢救、拨打 120，但千万不要徒手下水救人。

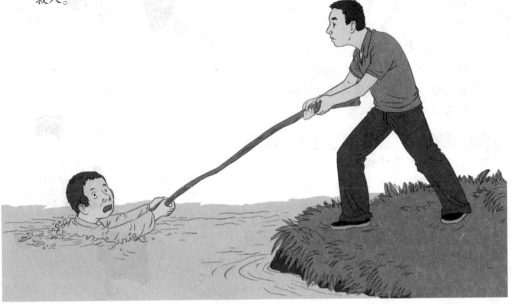

2 下水施救。

有救人能力者可迅速下水，从淹溺者的后面环绕过其腋窝并抓紧，迫使被救者采取仰泳姿势，将溺水者救出水面。

3 找开呼吸道。

溺水者被救上岸后，应马上清除其口、鼻内的污泥、杂草及分泌物，若有活动义齿应取出，以免坠入气管；同时解开溺水者衣扣、内衣、腰带，以利于呼吸。

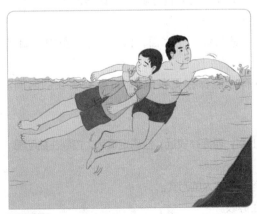

下水救人

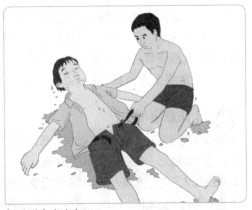

解开溺水者衣扣

4 控水。

　　让溺水者处于足高、头低体位，将其胃部及呼吸道内的水控出。具体可利用地面斜坡，将其头部置于下坡位置，再用小木凳、大石头等垫于溺水者腹部，施救者通过拍打其背部来控水。

　　施救者也可一腿跪地，另一腿屈膝，将溺水者的腹部置于膝盖上，使其头部下垂，然后通过按压、拍打溺水者腹、背部控水。

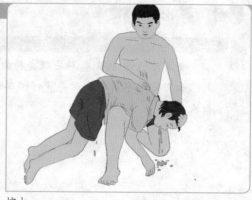

控水

5 进行人工呼吸和胸外心脏按压。

　　若溺水者呼吸微弱、心跳停止，则应立即给予人工呼吸和胸外心脏按压。

6 注意保暖。

　　急救过程中，注意为患者保暖。

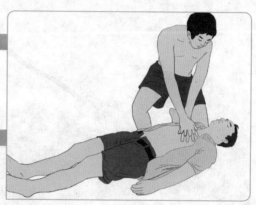

心脏按压

【在水中可以采取的自救方法】

　　1. 不要盲目通过各种挣扎措施（如双手上举或胡乱划水等）试图使自己上浮，这样做只能适得其反。要屏住呼吸，放松全身，去除身上的重物，同时要睁开眼睛，观察周围情况。

　　2. 一旦身体停止下沉并上浮时，落水者应立即采取如下动作：双臂掌心向下，从身体两边像鸟飞一样顺势向下划水。注意划水节奏，向下划要快，抬上臂要慢；同时双脚像爬楼梯那样用力交替向下蹬水，或膝盖回弯，用脚背反复交替向下踢水，这样就会加速自身上浮。一经露面，立即进行呼吸，同时大声呼救。

　　3. 呼气要浅，吸气宜深，尽可能保持使自己的身体浮于水面，以等待他人救护。如果再次下沉就照原样再做一次，如此反复。

　　4. 一定要全身放松，这一点非常重要，这样才能保存更多的体力，坚持更长的时间。

⚠ 【注意事项】

1 游泳前要做好准备活动，若发生抽筋，应立即上岸；若离岸较远，应稳定情绪，控制住抽筋部位，适当休息后一般抽筋都可自行缓解。

2 未成年人不宜下水救人，但可采取报警、呼救等间接救人的方式。

3 控水时间不宜太长，在水吐出后，应立即做人工呼吸。

冻伤的处理方法

　　寒冷季节长时间在室外作业或室内没有充足的取暖设备都可能导致冻伤的发生。在寒冷的作用下，人体血管分布较少的部分，如前臂、小腿、手指、脚趾以及面部等的末梢血管会开始收缩，使得皮肤变苍白，患者可感觉到因血液循环不畅带来的麻木感，若继续下去，就很有可能出现皮肤冻伤。

❶❷❸ 导致冻伤的因素

1 低温
　　局部或全身的保暖不当，使得局部散热量大于所获得的热量，如果局部温度持续下降到组织冰点以下，组织就会发生冻结。一般而言，人体皮肤冻结的平均温度为 −3.7℃。当身体低于这一温度时，就会发生冻伤。

2 风和潮湿
　　风会扰乱衣服和皮肤间静止的空气层，使原本具有保暖作用的空气层温度降低。
　　水的导热率比空气大 20 倍，加上水蒸发时也会吸收大量的热，因此潮湿环境也是促发冻伤的重要因素。

3 阻碍局部血液循环的一些因素
　　过紧的衣、袜、鞋、裤，长时间静止不活动，血管疾病，能引起小血管收缩的药物，或受伤、失血、劳累、营养不良、缺氧等都可能成为阻碍局部血液循环的因素。

❶❷❸ 冻伤的分类及症状

　　伤部复温融化后，按照损伤范围及程度，一般可将其分为三度：

1 一度冻伤
　　发生条件：可发生于一般的低温（3～5℃）、潮湿环境中。
　　症状：以耳郭、手、足最为常见，主要表现为局部皮肤发红、发肿、发热，并伴有灼痛、发痒等。
　　一度冻伤如后期保护得当，一般几日内可消肿痊愈，常见的冻疮多属于此种情况。

2 二度冻伤
　　发生条件：多发生于 0℃以下，缺乏保暖措施的情况中。
　　症状：二度冻伤已经达至真皮层，伤部肿胀、充血，可呈红色或紫红色，回暖后几小时内可能出现大小不等的水疱，疱底鲜红、疱液橙黄色，半透明。
　　二度冻伤如果没有并发感染，水疱可逐渐吸收，2～3 周后痂皮脱落痊愈。

3 三度冻伤

发生条件：0℃以下，缺乏保暖措施的情况中。

症状：冻伤部位呈青紫色或青灰色，发肿，伤部感觉迟钝或消失，有水疱，疱底灰白或污秽色，疱液鲜红，1～2周后疱液逐渐增加，颜色由红变褐，如果没有感染，会结黑痂，痂下可有新生组织。

如果冻伤部位远端肿胀不明显，皮肤温度低于正常，且感觉迟钝，水疱只出现在肢体近心端而不扩展至远端，则说明远端血液循环不好，可逐渐变黑、干化，最后坏死脱落。

❶❷❸ 冻伤的急救措施

1 转移至温暖的环境。

如果有条件，立即转移到温暖的环境中，或者添加衣服、手套、帽子、毛毯等保暖物。如果只是手部冻伤，可将双手放在自己或施救者的腋下升温。

2 适当热饮。

在冻伤者有意识的情况下，可给予适量热饮，但切忌饮酒。

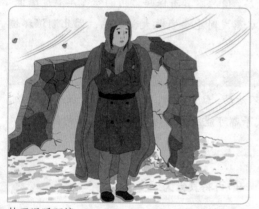

转至温暖环境

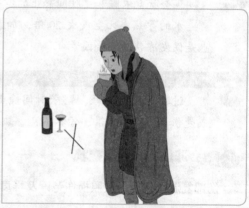

给予适量热饮

3 局部温水回温。

将温水慢慢淋于冻伤部复温，先使用25℃左右的温水，然后逐渐增温至42℃，最后维持在37℃左右。

切忌一开始就使用温度较高的水淋浴，浸泡时间也不宜超过20分钟。伤部回温后，用干净的纱布包好，然后尽快到医院就医。

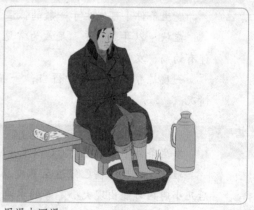

用温水回温

4 回升体温，保持呼吸道通畅。

　　如果冻伤者同时伴有体温过低、全身冻僵等症状，应先设法使其体温回升，并尽快给予医疗处理。

　　若出现脉搏、呼吸变慢，首先要保证冻伤者呼吸道畅通，若呼吸继续变慢，有停止迹象，应立即进行人工呼吸和心脏按压。

5 药物治疗。

　　一度冻伤和二度冻伤可使用 1% 的呋喃西林霜剂或 2% 的硫酸新霉素霜剂涂抹。

　　三度冻伤可在冻伤融化后的 1 ~ 3 天使用 0.1% 浓度的氯己定（洗必泰）液进行 40℃温浴，每日 1 ~ 2 次，每次 20 ~ 30 分钟，温浴后敷呋喃西林霜剂，连续 5 ~ 6 天。

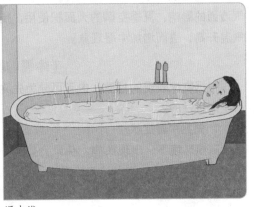

温水浴

【 冻伤的日常预防 】

（1）做好防冻的宣传教育，加强锻炼，增强体质，提高耐寒能力。勤活动手足，揉搓颜面；勤用热水烫脚；不要穿潮湿、过紧的鞋袜；要避免肢体长期静止不动，坐久了、立久了要适当活动，以促进血液循环、减少冻疮发生；不要赤手接触温度很低的金属。

（2）严冬季节皮肤暴露处应当保护，如出门时使用口罩、手套、防风耳罩。易受冷部位涂搽油脂，以保护皮肤。多食高热量含维生素丰富的食物。也可食用酒、辣椒等发汗，以促进血液循环。不要酗酒，酒后血管扩张，增加人体热量向外发散，反而不利于抗寒，且容易引起感冒。

（3）保持手脚干燥和暖和。受凉后不能立即烘烤或用热水浸泡，最好用体温（腋下、躯干部位）慢慢加热。鞋袜和手套要宽松、干燥，防止局部受压，促进血液畅通。

（4）用茄子秸或辣椒秸煮水洗容易冻伤的部位，或用生姜涂擦局部皮肤，有预防冻疮的作用。

（5）如果患了冻疮，应加强保暖，若冻疮仅为硬结，未破溃时，可用辣椒酊、热酒精擦洗。若已破溃，则可用红霉素软膏、猪油蜂蜜软膏涂擦并包扎，促进其早日愈合。另外，中药如当归四逆汤或阳和汤等活血、通络之品也可选用。

⚠ **【注意事项】**

1 严寒环境中，应节制饮酒吸烟。因为饮酒会导致皮肤血管扩张、加速散热，影响体温调节。烟草中的尼古丁则具有明显的收缩外周血管作用，可使末梢部皮肤温度降低。

2 冻伤部位禁止直接热水浸泡、火烤或使用壁炉、取暖器等烘烤，因为冻伤部位感觉通常较为迟钝，容易被烫伤。可对冻处轻揉，但避免重搓按摩，以防止引起感染。

中暑的处理方法

当人体在高温或高湿的环境中长时间工作或从事体力劳动时，就很容易发生中暑现象，尤其是当温度高于32℃，空气湿度大于60%时最易发生。城市中，各种高大建筑物对空气流通的影响，夏季空调的大面积使用，街道的狭窄以及车辆的逐渐增多等原因都会导致气温升高，进而增加中暑现象。

【中暑的原因及症状】

根据临床表现的轻重，中暑可分为先兆中暑、轻症中暑和重症中暑，而它们之间的关系是渐进性的。

1. 先兆中暑症状

高温环境下，出现头痛、头晕、口渴、多汗、四肢无力发酸、注意力不集中、动作不协调等症状。

体温正常或略有升高。

如及时转移到阴凉通风处，补充水和盐分，短时间内即可恢复。

2. 轻症中暑症状

（1）体温往往在38℃以上。

（2）除头晕、口渴外往往有面色潮红、大量出汗、皮肤灼热等表现，或出现四肢湿冷、面色苍白、血压下降、脉搏增快等表现。

（3）如及时处理，往往可于数小时内恢复。

3. 重症中暑症状

重症中暑是中暑中情况最严重的一种，如不及时救治将会危及生命。这类中暑又可分为4种类型：热痉挛、热衰竭、日射病和热射病。

热痉挛症状：多发生于大量出汗及口渴，饮水多而盐分补充不足致血中氯化钠浓度急速明显降低。这类中暑发生时肌肉会突然出现阵发性的痉挛疼痛。

热衰竭症状：这种中暑常常发生于老年人及一时未能适应高温的人。主要症状为头晕、头痛、心慌、口渴、恶心、呕吐、皮肤湿冷、血压下降、晕厥或神志模糊。此时的体温正常或稍微偏高。

日射病症状：这类中暑的原因正像它的名字一样，是因为直接在烈日的曝晒下，强烈的日光穿透头部皮肤及颅骨引起脑细胞受损，进而造成脑组织的充血、水肿；由于受到伤害的主要是头部，所以，最开始出现的不适就是剧烈头痛、恶心呕吐、烦躁不安，继而可出现昏迷及抽搐。

热射病症状：还有一部分人在高温环境中从事体力劳动的时间较长，身体产热过多，而散热不足，导致体温急剧升高。发病早期有大量冷汗，继而无汗、呼吸浅快、脉搏细速、躁动不安、神志模糊、血压下降，逐渐向昏迷伴四肢抽搐发展；严重者可产生脑水肿、肺水肿、心力衰竭等。

1 2 3 中暑的急救措施

1 平卧休息，通风降温。

立刻协助中暑者离开引起中暑的高温环境，选择阴凉通风处平卧休息，头部抬高，解开衣扣、腰带等束缚物。有条件者可打开电扇空调等制冷设备对周围环境进行降温，但应避免直接对准中暑者吹风。

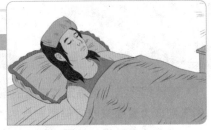
平卧休息

2 饮用适量含淡盐的清凉饮料。

给予中暑者适量含淡盐的清凉饮料，如加盐的茶水、绿豆汤等，可以起到降温、补充血容量的作用。

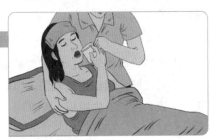
给予清凉饮料

3 身体降温散热。

用湿毛巾或冰袋冷敷中暑者头部、腋下以及腹股沟处，也可用冷水或30%的乙醇擦浴中暑者，直到皮肤发红，同时进行皮肤、肌肉按摩，以加速血液循环，促进散热。

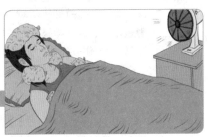
冷敷降温

4 使用解暑药。

也可在中暑者额部涂抹清凉油、风油精，或给予中暑者口服仁丹、十滴水、藿香正气水等中药进行解暑。

5 严重者送医。

一旦出现高热、昏迷、抽搐等症状，应使中暑者保持侧卧、头后仰状态，以保持呼吸道通畅，同时立即联系救护车，转送医院。

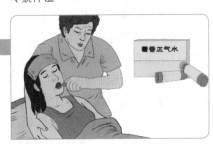
口服药物

⚠ 【注意事项】

1 经休息转醒后的中暑者，虽已清醒，但仍应继续在凉爽通风处充分安静休息，并饮用大量糖盐水以补充体液损失。此时若勉强回到高温环境继续参加体力劳动，不仅再次中暑的可能性更高，后果也将更严重。

2 夏季正午气温最高时，最好避免外出；若非得出行，要注意防晒，如打遮阳伞、佩戴遮阳帽、太阳镜等，有条件的话最好涂抹防晒霜。

3 养成多喝水、及时补水的习惯，夏天可多喝一些绿豆汤、金银花茶、菊花茶、酸梅汤等有助防暑解热的汤水，同时也可通过多吃一些夏季时令水果来进行防暑清热。

被狗咬伤的处理方法

　　随着饲养猫、狗等宠物家庭的增多，被其咬伤的可能性也大大增加，而宠物所携带的病毒则成为威胁被咬者健康安全的重要因素。据统计，人类约 85% 左右的狂犬病都来源于犬类；其次是猫；然后才是狼、狐狸等野生动物。人体自身对狂犬病没有免疫力，因此咬伤后急救尤为重要。

【 动物咬伤的分类及处理办法 】

　　人体被犬类咬伤后，最需要警惕的是犬类唾液中所含的狂犬病毒。狂犬病病毒不能穿入非破损皮肤，但如果被咬伤、抓破，或皮肤破损处被携带病毒动物舔舐就都有感染的可能。下表为世界卫生组织（WHO）推荐的动物咬伤分类和处理方法。

世界卫生组织（WHO）推荐的动物咬伤分类和处理方法

与动物接触情况	推荐治疗方法
触摸动物，或动物舔及完整皮肤	如无皮肤破损，无须采取任何措施
轻度擦伤或抓伤，无出血	立刻接种疫苗
一处或多处皮肤穿透性咬伤，唾液污染黏膜	立刻使用抗狂犬病血清和接种疫苗

【 狗咬伤的后果及症状 】

　　人被狗咬伤最常见的后果是感染狂犬病，其症状可分为以下几个阶段：

　　潜伏期：最短 3 天，一般为 20 ~ 90 天。在潜伏期内，感染者不会表现出任何症状。

　　感染前驱期：一般会出现低热、头疼、恶心、全身不适、疲倦、烦躁失眠等症状，愈合伤口周围有痒、痛、麻等感觉。这一阶段通常会持续 2 ~ 4 天。

　　兴奋期：可出现高度恐惧、狂躁不安、恐水、怕风、怕光、怕声响等一系列精神症状。这一阶段通常会持续 1 ~ 3 天。

　　麻痹期：逐渐出现咽喉肌痉挛、声音嘶哑、流口水、吐词不清、瘫痪、呼吸和循环麻痹等症状，最终通常因咽喉部痉挛窒息致死。

①②③ 狗咬伤的急救措施

1 立即用大量流动清水冲洗伤口。

　　被狗咬伤后的伤口往往外边小，里面深，且多像瓣膜一样呈闭合状，所以清洗时必须掰开伤口，让其充分暴露，将污血挤出后反复冲洗。

　　如果伤口很深，可使用干净的牙

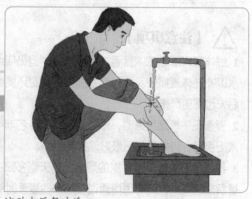

流动水反复冲洗

刷、纱布和浓肥皂水反复刷洗，然后及时用清水冲干净，冲洗过程至少要持续30分钟。

2 用乙醇或碘酒涂拭伤口。

冲洗后使用70%乙醇擦洗或浓碘酒反复涂拭伤口，一般不用涂软膏或缝合包扎。

3 伤口上方近心处捆绑结扎。

若被咬伤处为胳膊、腿，且伤口较深，应先在伤口上方近心处捆绑结扎，再进行伤口冲洗。

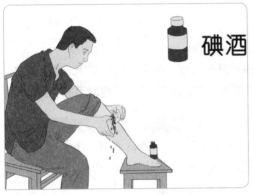

乙醇消毒

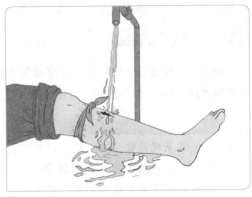

结扎冲洗

4 注射狂犬疫苗或其他抗感染处理。

尽快到防疫站注射狂犬疫苗或抗狂犬病毒血清，同时进行抗破伤风感染和其他抗感染的处理，但注射部位应与抗狂犬病毒血清、狂犬疫苗的注射部位错开。

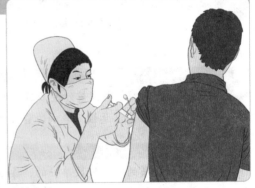

注射疫苗

⚠ 【注意事项】

1 若被咬伤后没有来得及立即清洗伤口，即使延迟了3~4天，伤口已经结痂，也应该将痂去除后仔细清洗伤口。

2 排出伤口污血时，可以用力挤或用火罐拔，但绝不能用嘴吸。

3 被咬伤的伤口原则上不缝合不包扎，但如果伤及头面部或大血管，伤口大且深，实在需要缝合包扎，也应在不妨碍引流，保证充分冲洗和消毒的前提下，做了抗血清处理后再缝合。

4 饲养宠物的家庭，应定期按规定给宠物注射犬用狂犬疫苗。3个月~1岁时初种犬用狂犬疫苗，以后每年加强免疫一次，且应比上一年的注射时间提前半个月左右，以防在疫苗快要失效时发生意外。

被蜂蜇伤的处理方法

常见的蜂，如蜜蜂、黄蜂、马蜂、大黄蜂、胡蜂、土蜂等在出于防卫考虑时都会对人发起针刺攻击。蜜蜂的刺只可以用一次，蜇伤人后也即死亡，黄蜂的刺则可以连续蜇人，但不论蜜蜂还是黄蜂，其刺都是有毒的。生活中以蜜蜂蜇伤的情况最常见，蜜蜂的蜇毒虽较弱，但某些特殊情况下也会造成人员死亡。

❶❷❸ 蜂蜇伤后的症状

蜂类毒液中主要含有蚁酸、神经毒素和组胺等成分，可抑制中枢神经系统或引起溶血、出血等反应，还可使部分蜇伤者发生过敏反应。不同情况下，被蜂蜇伤后的症状可有相同表现：

1 被蜜蜂蜇伤。

常表现为蜇伤部位局部红肿，数小时后自行消退，无全身症状。如果蜂刺留在伤口内，肉眼可看见在红肿中心有一黑色小点，有时会引起局部化脓。一般而言，蜜蜂的刺会进入人体皮内，黄蜂和马蜂的刺则不会。

2 被黄蜂蜇伤。

黄蜂蜇伤的症状比较重，可引起头晕、恶心、呕吐等，严重者甚至可能出现休克、昏迷。

3 全身多处被蜂蜇伤。

即使是蜜蜂，当被蜇处过多时，也可引起全身症状，如头晕、恶心、呕吐、昏迷、出现血红蛋白尿、急性肾衰竭、昏迷等，甚至可导致死亡。

4 过敏体质的人被蜇。

过敏体质的人即使被单一的、毒性不大的蜂蜇伤，也有可能出现荨麻疹、水肿、哮喘、过敏性休克等症状。

❶❷❸ 被蜂蜇伤的急救措施

1 取刺。

仔细检查伤口，如果毒刺还留在皮里，则应捏紧毒刺周围的皮肤，用消毒后的小针或镊子轻轻将毒刺取出。

如果局部症状严重，就需要到医院的专科门诊采用拔火罐的方法或局部封闭疗法治疗，并予以止痛剂或抗组胺药。

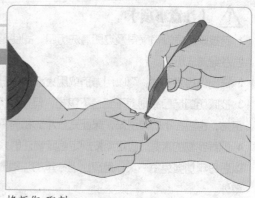

蜂蜇伤 取刺

2 清洗伤口。

若是蜜蜂蜇伤，可采用肥皂水清洗伤口；如果是黄蜂蜇伤，可采用食醋或柠檬汁清洗伤口。

3 服用过敏药。

有轻微过敏反应的患者，可口服阿司咪唑（息斯敏）1 片，每日 1 次；或氯苯那敏（扑尔敏）4 毫克，每日 3 次。若过敏症状严重，应立即到就近的医院治疗。

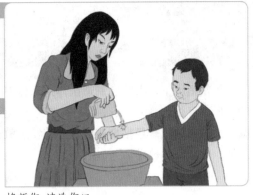

蜂蜇伤 清洗伤口

4 涂抹药品。

伤口清洗后，在有条件的情况下，可将南通蛇药（季德胜蛇药）或六神丸温水化开后涂抹于伤处。或者根据当地的药源选用中草药外敷，如大青叶加薄荷叶、两面针皮加单根木根、三亚苦叶、半边莲、紫花地丁等，可任选一种捣烂后外敷于伤口处。

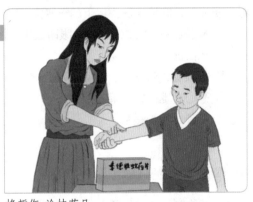

蜂蜇伤 涂抹药品

5 出现全身症状的严重病人应送医治疗。

有全身症状（如心悸、虚脱、呼吸困难或有休克症状）者，根据病情予以不同处理。症状轻者对症治疗或输液，10% 葡萄糖酸钙静脉注射，或口服蛇药；过敏反应者，应迅速用肾上腺可的松、抗组织胺药；发生血红蛋白尿者，应用碱性药物碱化药液，并适当补液量以增大尿量，并可采用 20% 甘露醇等以利尿；如少尿或无尿，则按急性肾功能衰竭处理，对休克者要积极抢救；对群蜂蜇伤或伤口感染者，应加用抗菌药物。

⚠ **【注意事项】**

1 野外登山郊游时，如发现蜂巢，应尽量绕行。

2 如果有蜜蜂在身旁飞绕，应保持镇静，站立不动，一般蜜蜂过一会儿都会自行飞去，如果拍打、驱赶，反倒可能引发其攻击。

3 当遭受到蜂群攻击时，首先应保护头部，用衣服将头部遮严，然后迅速撤离蜂群。

4 不要挤压伤口，以免毒液扩散。

5 不要用红药水、碘酒之类药物涂擦患部，这样只会加重患部的肿胀。

6 出现严重过敏反应时，不要给病人食物和饮料，等待医疗救治。

过敏的处理方法

　　正常情况下，人体会制造抗体用来保护身体不受疾病的侵害，但如果身体对正常无害的物质也产生这样的反应，即可被称为过敏反应，导致身体过度反应的物质就叫做过敏原。临床上常见的过敏包括螨虫过敏、花粉过敏、动物过敏、食物过敏、药物过敏、蚊虫叮咬过敏、化妆品过敏等。

【 常见的过敏症状 】

　　由于过敏者自身体质以及过敏原的不同，常见的过敏症状主要有以下几种，患者发生过敏反应时，既可表现为以下的一种症状，也可能同时表现出多种。

　　1.皮肤红肿、瘙痒、起疹子，眼睛红肿、发痒，手、脚或面部肿胀。

　　2.打喷嚏，流鼻涕，呼吸困难，哮喘。

　　3.恶心，呕吐，腹痛，腹泻。

　　4.头晕，精神错乱。

　　5.休克。

过敏症状

❶❷❸ 常见的过敏原及过敏方式

　　生活中常见的过敏原及主要过敏方式如下：

1 饮食性过敏

　　过敏方式：吃了某种特定的食物。

　　常见过敏原：花生、腰果、杏仁、杧果、葱、姜、蒜、香油、小麦、鱼类、贝类、虾、蟹、牛奶、鸡蛋、牛羊肉、动物脂肪、酒精、香精、蜂蜜、消炎药等。

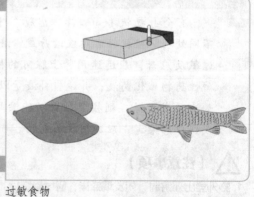

过敏食物

2 接触性过敏

　　过敏方式：接触了某种特定的物品。

　　常见过敏原：冷空气、热空气、紫外线、辐射、动物皮毛、毛毯、化妆品、洗发水、洗洁精、染发剂、肥皂、化纤用品、塑料、金属饰品（手表、项链、戒指、耳环）、细菌、霉菌、病毒、寄生虫等。

3 吸入性过敏

　　过敏方式：呼吸入某种特定的东西。

常见过敏原：花粉、烟尘、柳絮、动物皮屑、螨虫、油漆、汽车尾气、煤气、香烟等。

4 注射性过敏

过敏方式：注射了某种特定物质。

常见过敏原：青霉素、链霉素、异种血清、疫苗等。

5 其他类型过敏

有时患者自身精神紧张、工作压力太大、受微生物感染、烧伤、辐射伤、外伤感染等也会引起过敏现象。

❶❷❸ 过敏的处理方法

1 询问过敏史。

如发现患者出现类似过敏的症状，应先询问其有没有过敏史或是否接触、食用过某些常见的易导致过敏的物质。

2 避开过敏原。

经询问，如果能找到患者的过敏原，则想办法消除过敏原或脱离过敏原。

3 使用脱敏药。

对于有过敏史的患者，可使用自己熟悉的过敏药进行脱敏。

4 治疗相应的过敏症状。

如果患者出现腹泻则按腹泻的急救处理，出现休克则按休克急救处理，以此类推，如果患者出现呼吸困难则应立即采取心肺复苏。

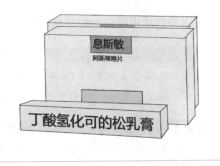

脱敏药物

5 转送医院。

如果患者过敏反应严重，如手脚肿胀异常，皮肤痒痛难忍，呼吸困难、休克等，在采取相应急救措施的同时应立即转送医院。

⚠️ **【注意事项】**

1 常过敏的人应弄清楚自己都对哪些东西过敏，平时尽量避开。如对花粉过敏的人，春秋花开季节应注意戴口罩；过敏性皮肤夏季外出时要注意防晒，平时不乱用、混用化妆品；对某种食物过敏的人则不应再食用此种食物。

2 常过敏的人，居家旅行都要常备抗过敏药；一旦过敏就发病很严重的人，即使是短途外出也要带上过敏药，并在急救名片上写明服用量。

脱水的处理方法

正常情况下，人一天除了正常进食外，还需要另外补充 1200 ～ 1600 毫升的水，以保证身体功能的需要。在某些情况下，如果人体消耗了大量水分而又不能及时得到补充，就很可能出现脱水症状。脱水严重时可能造成虚脱，对患者的生命构成严重威胁。

【导致脱水的因素】

一、水摄入不足。

如在沙漠中因缺乏水源而断水；患者处于昏迷状态下得不到水分的补充；口腔、上呼吸道病变不能进水或意外事故导致得不到饮用水等。

二、水需要量增加，但补充不足。

如高热患者、高温环境下的活动者没能及时得到水分补充。

三、水丢失过多却未来得及补充。

如呕吐、腹泻、大量出汗、急性大量失血、皮肤大面积烧伤导致大量渗液或大量抽放胸水腹水等造成的水丢失。

①②③ 脱水的症状

脱水的症状根据脱水的程度轻重表现也各有区别：

1 轻度脱水。

失水量占体重的 2% ～ 3% 或体重减轻 5% 即为轻度脱水。

症状：头痛、头晕无力、皮肤弹性稍有降低等。

2 中度脱水。

失水量占体重的 3% ～ 6% 或体重减轻 5% ～ 10% 即为中度脱水。

症状：口渴、少尿、嘴唇干、面颊凹陷、皮肤弹性差、精神烦躁等。

3 重度脱水。

失水量占体重的 6% 以上或体重减轻 10% 以上即为重度脱水。

症状：头痛、头晕、四肢无力、休克、昏迷。

⚠ 【注意事项】

1 夏季高温时，不要长久暴露在外，如果进行体力劳动，应注意及时补充水分以及适当休息。

2 注意保证一天的饮水量。一般人一天大致需要补充 2000 毫升的饮用水。发热时，人体平均一天的饮水量大概需增加到 3000 毫升，否则容易出现轻微的脱水现象。

3 等渗性脱水有低血容量性休克时，禁单纯补液。

4 低渗性脱水禁忌早期补充 5% 或 10% 的葡萄糖溶液。

①②③ 脱水的急救措施

因为导致脱水的原因不同，脱水的急救措施也各有不同：

1 中暑导致的脱水。

措施：先脱离中暑环境，然后以性凉、味甘、消暑的饮品补水。如绿豆汤、金银花茶、酸梅汤、绿茶等。

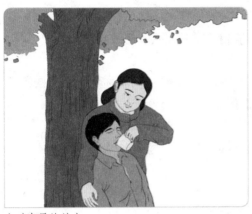

应对中暑的补水

2 呕吐或腹泻引起的脱水。

措施：适量补充一些淡盐水或糖盐水，具体做法是在开水中加入约啤酒瓶盖一半量的盐和一汤匙白砂糖。或者也可以在米汤中加入同量的盐，做成稍咸的米汤饮用。另外还可以吃点儿易消化的流食，保证营养需求。

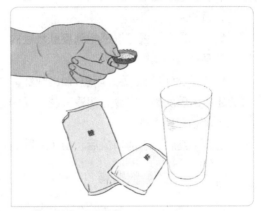

应对腹泻脱水的糖盐水

3 感冒发热引起的脱水。

措施：除了单纯补水外，还需要饮用一些更营养的流食，如豆浆、菜汤、果汁等。

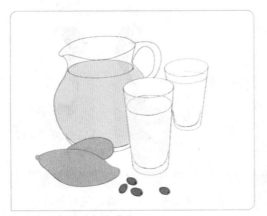

应对感冒发热脱水的果汁

4 任何原因下的严重脱水。

如果患者脱水过于严重，靠单纯的饮料已经不能补充体液时，应考虑及时转送医院，采取输液等形式补水。

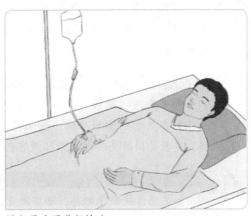

脱水严重要进行输液

晒伤的处理方法

　　皮肤长期暴露在太阳底下，尤其是夏季或一天中日照最强烈的上午 10 点至下午 2 点，如果没有任何防晒措施，很容易导致被晒伤。晒伤的后果也许不如其他疾病、事故明显，但若置之不理，不仅可能给皮肤留下长期难以恢复的创伤，还有可能增加患上皮肤癌的概率，同样不可小视。

【 晒伤的症状 】

　　晒伤的症状因晒伤后的时长不同，表现也会有所不同：

　　1. 日晒 4 ~ 6 小时

　　症状：这个时候可以感觉到皮肤暖暖的，稍稍发红，碰上去有轻微的刺痛感。

　　2. 晒伤后的第二天

　　症状：此时症状会更为明显，如出现红斑、水泡，同时伴有瘙痒、灼痛感等。对于某些伤者，可能还会出现发热、发冷、头昏眼花、反胃等症状。

　　3. 晒伤后期

　　症状：红肿、水泡消散后，由于皮肤的新陈代谢功能，一般会出现蜕皮现象。

①②③ 晒伤的急救措施

1 冷敷、泡凉水澡。

　　当发现皮肤晒得通红或有些疼时，就要立即转到阴凉处，并用浸湿了的毛巾冷敷，晒伤面积较大时，也可以泡凉水澡。如果无法进行冷敷，也可以用芦荟膏、保湿霜等护肤品及时涂抹于患处。

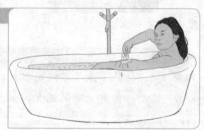
泡凉水澡

2 补水。

　　注意补充机体内部水分，如饮用果汁、凉开水、酸梅汤、绿豆汤等。

3 做面膜。

　　如果是脸部晒伤，晚上回到住处后可使用一些补水类型的面膜冷敷。如果是其他部位晒伤，冷敷的同时还要注意涂抹清凉药膏。

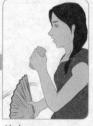
补水

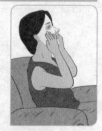
做面膜

4 就医。

　　如果患者皮肤很敏感，晒伤严重，应及时到医院就诊。如果晒伤同时伴有脱水、中暑等症状，应按相应的急救措施进行处理。

孕妇急产的处理方法

急产，从时间上看，主要指的是孕妇由产痛到完成分娩全程用了不到 3 小时的快速分娩情况。医学上对"急产"的界定则是：初产妇，每小时子宫颈扩张的速度大于 5 厘米为急产；经产妇，每小时子宫颈扩张速度大于 10 厘米为急产。孕妇出现急产时应马上送往医院，若来不及，就需要帮助产妇助产。

❶❷❸ 正常的分娩阶段

一般而言，婴儿分娩时可分为三个阶段：

1 第一阶段

持续时间：一般持续数小时不等，二胎以上的产妇则相对短些。

过程：这一阶段产妇子宫开始收缩，同时压迫胎儿头部，迫使子宫开放。宫缩会变得越来越剧烈、频繁，一直持续到子宫颈完全扩张至 10 厘米左右，为婴儿的分娩做好准备。在这个阶段，保护子宫的黏液栓和包围婴儿的羊水会从阴道中流出。

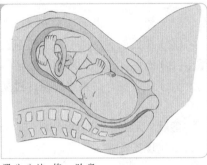

婴儿分娩 第一阶段

2 第二阶段

持续时间：一般持续 1 小时左右。

过程：这一阶段分娩通道会完全扩张，胎儿头部下降到骨盆底，引起强烈的推力。当婴儿通过时，分娩通道（阴道）伸展。正常情况下，胎儿头部会先露出，接着才是胎儿整体分娩出。

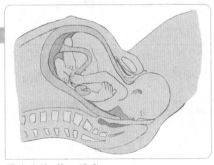

婴儿分娩 第二阶段

3 第三阶段

持续时间：婴儿出生后的 10 ~ 30 分钟。

过程：这一阶段主要是胎盘和脐带排出子宫的过程。胎儿分娩出后，子宫再次开始收缩，以促使胎盘脱离，随后胎盘与子宫的连接处闭合，出血减少。

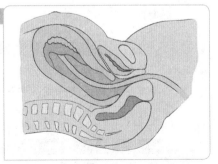

婴儿分娩 第三阶段

【急产的危害】

急产毕竟属于非正常的分娩,它对于胎儿和产妇都会造成不同程度的伤害。对于胎儿,由于急产时的宫缩力度过强、频率过快,产妇子宫收张的间隔太短,会导致胎盘血液循环受阻,未娩出的胎儿很容易在子宫内出现缺血、缺氧的状况,进而发生宫内窘迫。

而且,胎儿出生过快,由于宫内和外界压力的变化,很容易造成宝宝皮肤下的毛细血管破裂,急产的宝宝面部发红紫,有细小的出血点就是这个原因,而严重的还会造成头部的血管破裂,发生颅内出血。同时,胎儿还会有呛羊水的情形,使得胎儿窒息,或者引发新生儿肺炎。急产由于紧急,多数发生在非医务场所,消毒措施不够,容易造成新生儿脐带感染。对于急产的产妇来说,生产的时间虽然大幅减短,但子宫急而快地收缩,大力度和高频率的宫缩将胎儿迅速娩出,极容易造成会阴撕裂,也容易出现产后大出血,以及产后感染。

【急产的病因及症状】

(1)早产。孕期为29~36周,多见于18岁以下或40岁以上的孕妇。

(2)孕妇患有贫血、高血压等疾病也容易急产。

(3)有胎儿过小、双胎、胎位不正、胎盘异常等情况,但没有遵循常规产前检查。

(4)接近临产时乘坐车船,过度劳累,运动量大,年轻产妇宫缩力强等,也容易发生急产。

症状:突然感到腰腹坠痛,短时间内就出现有规律的下腹疼痛,间隔时间极短;破水、出血、出现排便感;甚至阴道口可看见胎头露出。

❶❷❸ 急产的急救措施

急产较之于一般的分娩,产妇通常会具有异常强烈的子宫收缩、很低的产道阻力,甚至有的产妇对产痛没有知觉。因为急产的整个过程较快,所以周围的护理人员更应提高应变能力,迅速做好各种助产措施:

1 拨打急救电话。
立即拨打急救电话,并告诉医院相关人员产妇已经进展到哪一阶段,包括每次宫缩的持续时间和间隔时间。

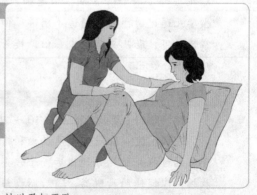
协助孕妇平卧

2 平卧并调整呼吸。
协助产妇平卧在干净的卧具上,引导其采用胸式浅呼吸、宫缩时则采用深呼吸,以减轻阵痛。

3 帮其放松、镇定。
急救者可用手掌轻轻摩挲产妇后背或轻抚产妇的脸、手,帮助其放松、镇定。

4 鼓励其开始用力。

第二阶段开始时，鼓励产妇开始用力，并确保周围环境尽可能地清洁。产妇应脱掉一些影响分娩的衣物，垫一些干净的床单、衣服、毛巾在身体下面，如果产妇想要遮盖可以帮其遮盖。

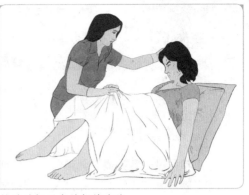

鼓励孕妇用力并帮其遮盖

5 轻托胎儿头、肩。

分娩过程中，当胎儿头、肩部露出时，急救者可双手轻轻托住，但不需要干预，胎儿会自然分娩出。

6 清除胎儿口中羊水。

胎儿一旦完全分娩出，一定啼哭，如不啼哭，很可能是嘴里有羊水的原因，应当尽快帮其吸出。

7 包裹胎儿。

刚出生的胎儿非常光滑，要小心处理，用干净衣服或毛巾等包裹后可交给母亲，让婴儿躺在母亲胃部上方。

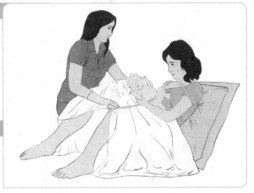

包裹胎儿后交给母亲

8 协助将胎盘和脐带排出。

第三阶段时，鼓励母亲将胎盘和脐带排出，此时应协助产妇抬高腿部。

9 结扎脐带并剪断。

等脐带不搏动时，应在距离婴儿腹部数厘米处用消过毒的线结扎。然后等医生来切断脐带，如医生不可能来，则可用消毒后的剪刀将脐带剪断。

⚠️ **【注意事项】**

1 帮助产妇分娩时，应尽量做到无菌操作。为防止新生儿得破伤风，仍需要尽快请医生注射破伤风抗毒素。

2 结扎脐带时，应将消毒线先在靠近婴儿肚脐的根部绕一圈扎紧，打两个死结；再在靠近母亲这边距第一道结扎线一寸多的地方，结扎一道，同样打上死结。

4 当婴儿分娩出后，还要注意胎盘的排出，如半小时后胎盘仍未出来，应引起注意。

妊高征的急救处理方法

妊娠高血压综合征，简称妊高征，是怀孕5个月后出现高血压、浮肿、蛋白尿等一系列症状的综合征。

【病因】

（1）精神过分紧张或受刺激致使中枢神经系统功能紊乱。

（2）寒冷季节或气温变化过大，特别是气压高时。

（3）年轻初孕妇或高龄初孕妇。对正常生理状态妊娠缺乏足够认识而产生紧张情绪的初产孕妇。

（4）有慢性高血压、肾炎、糖尿病等病史的孕妇。

（5）营养不良，如低蛋白血症者。

（6）体型矮胖即体重指数 > 0.24。

（7）子宫张力过高，如羊水过多、双胞胎、糖尿病巨大儿及葡萄胎等。

（8）家庭中有高血压史，尤其是孕妇之母有妊高征史者。

【症状】

（1）遗传因素，家庭中有高血压史，尤其是孕妇之母有妊高征史者患病概率大。

（2）轻度妊高征主要临床表现为血压轻度升高，可伴轻度蛋白尿和水肿。此阶段可持续数日至数周，或逐渐发展，或迅速恶化。

（3）重度妊高征患者可出现头痛、眼花、恶心呕吐和胸闷等不良症状反应。

【应急处理】

（1）中度以上妊高征患者应送往医院治疗，防止子痫及并发症发生。

（2）对于头痛、眼花、视力模糊症状等先兆子痫表现，应予镇静药物，并用硫酸镁解痉，低分子右旋糖酐扩容，肼苯达嗪降压。全身水肿、肾功能不全、尿少时用利尿剂。

【护理】

（1）在妊娠早期进行定期检查，主要是测血压、查尿蛋白和测体重。

（2）注意休息和营养。患者心情要舒畅，精神要放松，争取每天卧床10小时以上，并以侧卧位为佳，以促进血液循环，改善肾脏供血条件。饮食不要过咸，保证蛋白质和维生素的摄入。

（3）及时纠正异常情况。发现贫血，要及时补充铁质；若发现下肢浮肿，要增加卧床时间，把脚抬高休息；血压偏高时要按时服药。症状严重时要考虑终止妊娠。

（4）注意既往史。曾患有肾炎、高血压等疾病以及上次怀孕有过妊娠高血压综合征的孕妇应在医生的指导下进行重点监护。

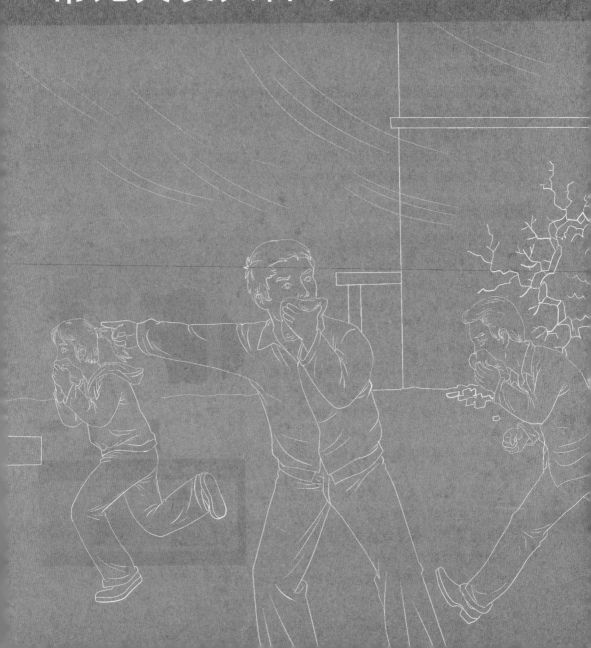

第八章

常见突发灾害的现场急救

地震现场急救

地震本是地壳快速释放能量过程中造成的一种自然振动，但这种强烈的震动同时也会给人类社会造成无法估量的损伤，有时一次大地震所爆发的能量甚至可相当于上百颗原子弹爆炸，能在几秒或几十秒的时间内摧毁一座城市。每年全球所发生的地震中，具有破坏力的约有1000多次，7级以上具有重大破坏力的则可达十几次。

【地震灾害的特点】

1. 突发性强，预测难度大。

地震往往突然发生，持续时间极短，瞬间即可造成屋毁人亡，且不像极端天气、旱涝等一样容易预测。

2. 破坏性大。

大地震所带来的损害，除了房屋毁坏、人员伤亡外，对一个地区的经济、城市设施等的打击也十分巨大。

3. 次生灾害多。

地震发生后，还有可能引起山体滑坡、泥石流、海啸、火灾或煤气、化学气体泄漏，以及细菌、放射物扩散和瘟疫等次生灾害。

①②③ 怎样躲避地震

1 室内避震。

（1）剧院、教室内。

躲避方法：可就近躲到桌椅下，也可用手提包、背包、书包等护住头部。晃动停止后立即有组织地撤离到室外空旷处。

（2）家里。

躲避方法：可就近选择躲在坚实的家具下，或躲在墙角、厨房、卫生间、有水管和暖气管道的地方，应避开阳台、楼梯、电梯、吊顶、吊灯底下、没有支撑物的床上、周围无支撑的地板上以及玻璃、镜子、大窗户旁等地方。

（3）商场、书店、展览馆、地铁里。

躲避方法：就近选择柜台、商品（如某些大型家具）、柱子或墙角附近蹲下，尽量避开玻璃门窗、玻璃橱柜、吊灯这些地方，同时注意保护好头部。震感过去后，听从指

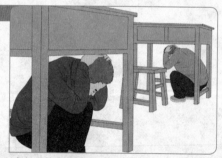

剧院、教室内避震方法

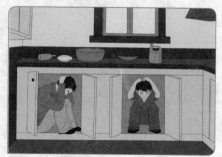

家中避震方法

挥人员有秩序快速离场。

（4）行驶的汽车中。

躲避方法：抓牢扶手，同时降低重心，躲在座位附近，震感过去后，立即有序快速下车。

（5）有烟尘的室内。

躲避方法：选择好躲避处后可蹲下或坐下，脸朝下，双手抱住头部或抓住桌腿等身边牢固的物体，以免震时摔倒。注意保护好眼睛、口鼻，在灰尘较大或有毒气体泄漏时要用湿毛巾捂住口鼻。

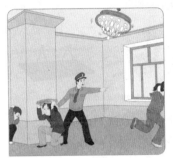 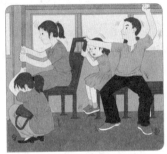 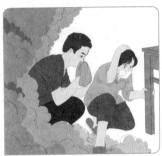

商场避震方法　　　　　　行驶的汽车中避震方法　　　　有烟尘的室内避震方法

2　室外避震。

（1）操场或教室外。

躲避方法：原地不动蹲下，不能再回到教室去，双手保护好头部，注意避开高大建筑物或危险物。震后听从老师或相关人员指挥有组织地撤离。

（2）街道。

躲避方法：及时避开人群集中处以及高大建筑物、高耸的悬挂物附近，楼房、天桥、立交桥上下、水塔、电线杆、路灯、广告牌等地方都不宜停留，应尽快选择开阔地带蹲下或趴下，以免跌倒。

（3）野外。

躲避方法：立即避开陡峭的山坡、山崖，以防发生滚石、滑坡、泥石流、地裂等次生灾害，若发生山体滑坡、山崩，应向垂直于滚石的方向跑，切不可顺着滚石方向往山下跑。

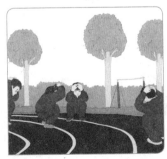 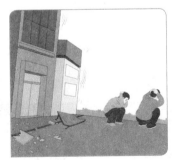 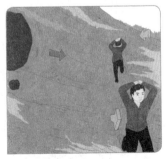

操场避震方法　　　　　　街道避震方法　　　　　　野外避震方法

①②③ 地震发生时的自救互救

1 秉持先救命后救伤的原则。

心跳停止的应立即做心肺复苏，但要先将口鼻腔中的灰尘泥土清除干净，保持呼吸道通畅。把人救活后，再按先重后轻、先急后缓顺序进行创伤救治。如果外伤合并内部脏器损伤，则应优先考虑内脏损伤的救治。同样是头部伤口，如合并颅脑损伤的就必须加强监护。

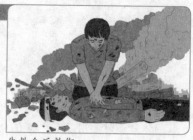

先救命后救伤

2 有骨折情况。

地震中四肢骨折、脊柱骨折的情况较为多见，急救包扎时应分清楚有没有合并骨折的情况，考虑好骨折部位后再进行正确的固定。搬运时可两人或三人合作，并尽量寻找椅子、门板等作为应急担架。在搬运脊柱骨折伤员时，注意不能使用软担架，而应选择硬板担架。

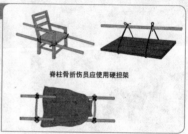

脊柱骨折伤员应使用硬担架

自制担架

3 头部受伤。

头部受到重创的伤者，即使感觉良好，也需要观察24小时。如有头胀、头痛、恶心、呕吐等症状出现，则表明可能存在颅内损伤，需紧急救治。如果耳鼻有清亮液体流出，极有可能为脑脊液，此时应让其自然流出，切不可仰头迫使其回流或直接堵住。

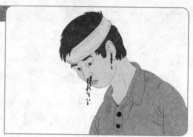

地震导致的头部受伤

4 胸、腹受伤。

若胸、腹有锐器刺入，不可将锐器马上拔出，应先用手将其稳固住，或者用布条轻轻束缚住，避免剧烈活动，等待救援。如果腹部有脏器外露，可用干净的湿纱布或湿毛巾敷好，再用干净的碗或盆将脱出的肠管覆盖住，然后固定在腹部，切不可盲目将脱出的肠子塞回腹里。

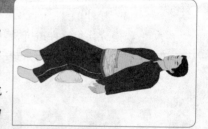

地震导致的腹部受伤

①②③ 被压废墟下的自救措施

1 保持镇静，分析所处环境，寻找出路，等待救援。

切忌慌乱、大喊大叫，这样不仅不利于自己精神镇定，还可能由于惊恐、喊叫加快新陈代谢或吸入大量烟尘，增加不必要的伤亡。

2 确保所处位置能够呼吸通畅。

小心挪开压迫头部、胸部的杂物，如果闻到煤气或其他疑似有毒气体的味道，应想办法用湿衣服等捂住口、鼻。

3 扩大和稳定生存空间。

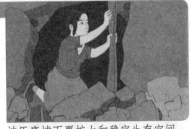

一次地震之后可能还有多次余震发生，因此要避开身体上方不结实的倒塌物和其他容易掉落的物体，努力扩大和稳定生存空间。可以尝试用砖块、木棍等支撑断壁，以防余震发生时躲避空间进一步坍塌。

被压废墟下要扩大和稳定生存空间

4 设法脱离险境。

如果找不到脱险通道，就要尽量保存体力，可以使用木棍、石块等敲击出声求救，但不可盲目疾。

5 检查身体受伤情况。

如果发现身体有受伤，要尽量想办法包扎止血。

6 维持生命。

如果很长时间内救援人员都未赶到，就应考虑如何维持自己生命。水和食品一定要节约，必

检查身体受伤情况

要时自己的尿液也能起到解渴作用。同时也不能放弃制造求救信号。

【高楼避震三大策略】

策略一：震时保持冷静，震后走到户外。这是避震的国际通用守则，国内外许多起地震实例表明，在地震发生的短暂瞬间，人们在进入或离开建筑物时，被砸死砸伤的概率最大。因此专家告诫，室内避震条件好的，首先要选择室内避震。如果建筑物抗震能力差，则尽可能从室内跑出去。

策略二：避震位置至关重要。住楼房避震，可根据建筑物布局和室内状况，审时度势，寻找安全空间躲避。最好找一个可形成三角空间的地方。蹲在暖气旁较安全，暖气的承载力较大，金属管道的网络性结构和弹性不易被撕裂，即使在地震大幅度晃动时也不易被甩出去；暖气管道通气性好，不容易造成人员窒息；管道内的存水还可延长存活期。更重要的一点是，被困人员可采用击打暖气管道的方式向外界传递信息，而暖气靠外墙的位置有利于最快获得救助。

策略三：近水不近火，靠外不靠内。这是确保在都市震灾中获得他人及时救助的重要原则。不要靠近煤气灶、煤气管道和家用电器；不要选择建筑物的内侧位置，尽量靠近外墙，但不可躲在窗户下面；尽量靠近水源处，一旦被困，要设法与外界联系，除用手机联系外，可敲击管道和暖气片，也可打开手电筒。

水灾现场急救

水灾也称洪涝灾害，多发生于夏季暴雨时节，有时冰雪骤融、风暴潮等也会引起江河湖海水量迅速增加，进而导致洪灾暴发。比较而言，海拔较低的地区比海拔较高的地区更易发生水灾，如我国水灾就较多发生于东南部的平原或丘陵地带。

①②③ 水灾现场的急救措施

1 尽快离开房屋。

若有条件，应立即快速备好应急食品、饮用水和日用品；不方便携带的贵重物品在做好防水处理后可埋入地下或放到高处；票款、首饰等小件贵重物可缝在衣服内随身携带。若时间来不及，就不可因顾虑财产而耽搁逃生时间，但可在逃生时把房门关好，使家产尽量不被洪水冲走。

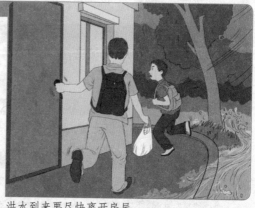

洪水到来要尽快离开房屋

2 向高地转移。

迅速向山坡、高地、楼房、避洪台等地转移，或者立即爬上屋顶、楼房高层、大树等高地暂避；但不可爬向电线杆、铁塔、泥坯房的房顶。

3 制作逃生筏。

如洪水继续上涨，暂避的地方已难自保，就要考虑充分利用周围救生器材逃生，比如迅速找一些木板、桌椅、木床、木盆、大块的泡沫塑料等能漂浮的材料扎成逃生筏；切不可直接游泳逃生。

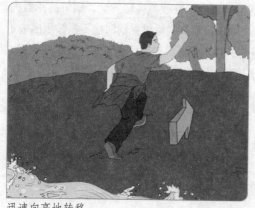

迅速向高地转移

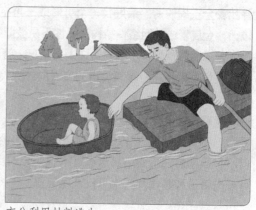

充分利用材料逃生

4 抓住周围的固定物或漂浮物。

如果已经被卷入洪水中，应尽一切可能抓住身旁的固定物或漂浮物，寻找逃生机会。

5 积极互救。

如果发现溺水者，最好投下绳索、竹竿或绑有绳索的救生圈施救，在洪水尚未平静时，最好不要直接下水。

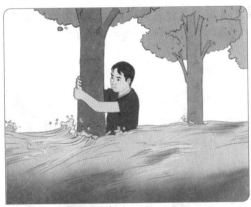

抓住固定物寻找逃生机会

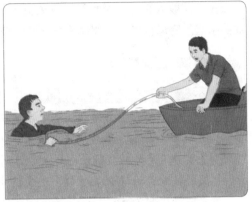

要积极营救溺水者

【不幸落入水中的自救措施】

不慎掉进水里应保持镇静以利于呼吸。

游泳或踩水时，动作要均匀缓慢。倘若水很冷，保持体温很重要，尽量少动，以减低体热消耗。因为体温太低会丧命。

可以踩水助浮。办法是像骑自行车那样下蹬，一面用双手下划，以增加浮力，保持平衡。

看看身边有没有漂浮的物体可以抓住。

脱掉鞋子，并卸掉重物，但不要脱掉衣服，因为衣服能保暖，而且困在衣服之间的空气还可起到浮力的作用。

顺水向下游岸边游。不要朝岸径直游去，这样徒然浪费气力。应该顺着水流游往下游岸边。如河流弯曲，应游向内弯，那里可能较浅，水流比较缓慢。

要保持镇定并高声呼救。若有人游来相救，自己应尽量放松，以使拯救者合理采取拯救措施。

⚠ 【注意事项】

1 逃生时，如果遇到倾斜的高压电塔或下垂的电线，应立即远远避开，以防触电。

2 尽量携带好通信设备，如果被洪水包围，应尽快与当地政府或搜救人员取得联系。

3 水灾过后，很可能会出现痢疾、伤寒、霍乱、食物中毒、皮肤感染、呼吸道感染等疾病疫情，所以尤其需要注意饮用水消毒和食品卫生。

火灾现场急救

火灾是生活中最经常、最普遍发生的一种灾害，多由人为疏忽引起，大多都会酿成财产损失、屋毁人亡等严重后果。在火灾中，最常见的事故有烟雾中毒，火焰灼烧呼吸道、喉头引起的窒息，皮肤、躯体不同程度的烧伤、烫伤，跳楼导致的骨折或坠亡等。

①②③ 火灾现场的逃生

1 镇定冷静，依据火势判断自救方案。

如果火势较小，而周围又有灭火器等灭火设备，应尽快将火扑灭。如果火势不受控制，则应马上撤离现场，同时按响最近的火警警铃，逃生途中立即拨打119和120。

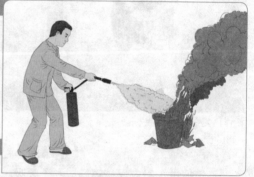

灭火

2 防烟堵火。

如果火势是从外到内，但尚未蔓延进屋内，应立即防烟堵火。紧闭火源一侧的门、窗，并用浸湿的棉被等封堵，然后不断浇水降温。因为氧气是火势得以蔓延的重要因素，如果能将其切断，可使火势减弱甚至中断蔓延。

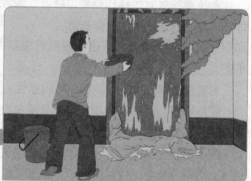

防烟堵火

3 理性逃离。

如果火势已经蔓延到房间，底层的居民可夺门而逃。火势太大时，要裹上浸湿的毯子、棉被，并用湿毛巾捂住嘴鼻。

二楼以上的居民则应迅速从逃生楼梯撤离，撤离时要用湿毛巾捂住口鼻，弯腰或匍匐前进，以避开空气上方的毒烟。但如果为石油液化气或天然气引起的火灾，就不可采用匍匐前进的方式。

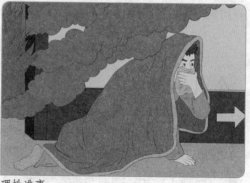

理性逃离

4 紧急逃离。

二层楼的居民在逃生楼梯被封住的情况下，可以将床单、衣物等结成绳后从阳台顺滑而下；或者将沙发、垫子、棉被、毛毯等先扔出窗外，再手扶窗台下滑，以最小的高度跳下。但如果楼层高度在三层以上，就不可盲目跳下，此时应结绳逐层滑下或采取其他逃生方式。

①②③ 火灾现场急救措施

1 扑灭身上的火。

如果身上着火，应立即脱去着火的衣服，或就地打滚，或用湿毛毯包裹，尽快将身上的火扑灭。

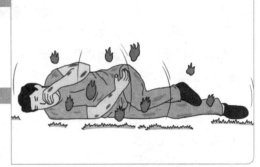

扑灭身上的火

2 检查伤者情况。

（1）如果有烫烧伤，应按烫烧伤的急救措施处理。烫烧部位的衣服不可强行脱离，以免将皮肤撕裂；烧伤部位应立即置于冷水中浸泡或采取冷水淋浇，至少 30 分钟，如果伤者出现寒战则应停止。

（2）有骨折或其他外伤的，则按骨折或外伤的急救措施处理。顺序上注意先重后轻，由急到缓，如果伤者呼吸困难，则应立即清除其眼、口、鼻中的异物，然后马上进行人工呼吸。

（3）重伤员可能出现嗜睡的症状，这时应尽力阻止其入睡，以防气道阻塞出现窒息或呼吸抑制甚至呼吸停止。

（4）若伤者极度口渴、烦躁，可能是休克的前兆，可给予其口服低浓度盐水，以补充体液和电解质。

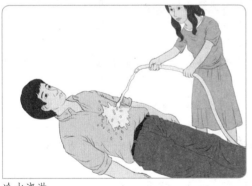

冷水浇淋

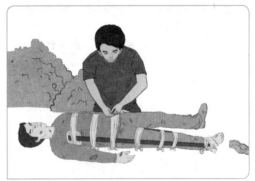

骨折急救

爆炸现场急救

爆炸是一种突发性意外事故，按性质可分为化学爆炸、物理爆炸以及核爆炸三种。化学爆炸主要由炸药类化学物质引起，物理爆炸如锅炉、氧气瓶、煤气罐、高压锅爆炸等，主要由超高压气体引起。此外，局部空气中有较高浓度的粉尘，在一定条件下也能引起爆炸。

【 常见的爆炸事故 】

1. 生活中常见的爆炸事故。

燃放烟花爆竹时导致的爆炸，天然气、沼气泄漏导致的爆炸，以及高压锅爆炸等。

2. 工业生产中常见的爆炸事故。

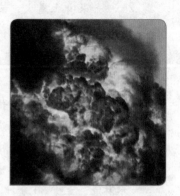

锅炉爆炸，煤矿作业中的瓦斯爆炸，烟花爆竹厂的爆炸，化工厂、军工厂的爆炸等。

3. 其他突发性爆炸。

氢气球爆炸，核泄漏导致的爆炸，恐怖分子制造的爆炸等。

①②③ 爆炸常见伤害及症状

1 爆碎伤

爆碎伤主要是由于爆炸物爆炸后直接作用于人体或人体靠近爆炸中心所导致。

症状：伤情通常都非常严重，可造成人体内脏破裂、肢体破裂，失去完整形态；或者爆炸物直接穿透体腔，形成穿通伤，伴有大出血、严重骨折。

2 爆震伤

爆震伤又称为冲击伤，在距爆炸中心 0.5 ~ 1 米的范围内最容易遭受，主要由爆炸瞬间形成的高压冲击波作用于人体后所造成。

症状：多表现为体内多个器官损伤，严重时甚至可出现肢体断离。常见的爆震伤主要有：

（1）听器冲击伤：主要表现为耳鸣、耳聋、耳痛、头痛、眩晕等，发生率为3.1% ~ 55%。

（2）颅脑冲击伤：主要表现为伤后神志不清或嗜睡、失眠、记忆力下降，并伴有剧烈头痛、呼吸不规则、呕吐等。

（3）肺冲击伤：伤后可出现胸闷、胸痛、咯血、呼吸困难、窒息等症状，发生率为 8.2% ~ 47%。

（4）腹部冲击伤：伤后可发生腹痛、恶心、呕吐、肝脾破裂大出血以及由出血导致的休克。

3 爆烧伤

爆烧伤的实质是烧伤和冲击伤的复合伤，由爆炸时产生的高温气体和火焰共同造成，多发生于距离爆炸中心 1～2 米的范围内。

症状：烧伤与冲击伤兼具，受伤严重程度取决于烧伤的程度。

4 有害气体中毒

爆炸现场的烟雾或经由爆炸所产生的一氧化碳、二氧化碳、氮氧化合物等有毒气体都会造成中毒事故。

症状：眼鼻喉部感到强烈刺激、呼吸困难、嘴唇发绀、休克、肺水肿甚至死亡。

①②③ 爆炸事故的急救

1 一般爆炸事故现场的急救

（1）拨打急救电话。

立即拨打 110、119、120 等急救电话，维持现场秩序，组织幸存者自救互救。

（2）检查伤员受伤情况，先救命、后治伤。

神志不清的伤者令其头侧卧，并及时清除其口鼻内的尘土，保持呼吸道通畅。呼吸停止时，要立即进行人工呼吸和胸外心脏按压。但对胸腔、心脏或肺部已受伤者应慎用心脏按压术。

（3）骨折包扎、固定。

应先检查是否有合并内部脏器损伤、骨折等情况，如果有内脏损伤，则应优先考虑内脏损伤的救治，而不能只将外部伤口包扎了事；如果有合并骨折，包扎时还要注意骨折部位的固定。

（4）保存断肢。

尽量保存好破损、断裂的肢体，并同伤者一起转送医院。保存时可将断肢用专门的消毒保鲜袋密封装好，并在袋子周围加冰冷敷。断肢的保存对后期的治疗、修复具有重大作用，可最大限度地避免和减轻伤残。

（5）避开有毒气体。

若爆炸现场出现有毒气体，应组织人员往侧风向移动，防止集体中毒。

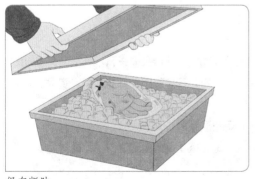

保存断肢

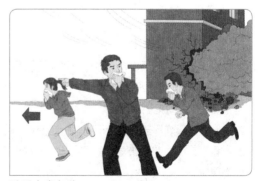

避开有毒气体

2 烟花爆竹炸伤的急救。

多发生于 5 ～ 10 岁的儿童，尤以男孩子居多。爆炸损伤以眼睛、脸部、口唇、手部、前臂、前胸被炸伤最为常见。急救措施如下：

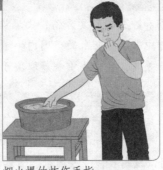

烟火爆竹炸伤手指

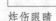

炸伤眼睛

（1）如果伤者身上着火，应立即扑灭。

（2）被炸伤部位立即用凉水浸泡降温（眼睛除外），但不可涂抹酱油、牙膏等物品，以免妨碍伤口诊治。

（3）眼睛被炸伤时，不可用水冲洗，也不要试图将残余物取出，这时应用纱布或其他干净的布遮盖双眼，止血包扎后，迅速送往专科医院处理。

3 瓦斯爆炸的急救。

（1）当听到或看到瓦斯爆炸时，应立即背向爆炸地点迅速卧倒。如果附近有水塘或水池，应俯卧或侧卧于水中，并用湿毛巾捂住口鼻。

（2）一次爆炸后，距离爆炸中心较近的人员应迅速撤离现场，防止二次爆炸的发生。

（3）爆炸停止后，应立即切断事故地点的一切电源，马上恢复通风，并设法扑灭各种明火和残留火，以防引起再次爆炸。

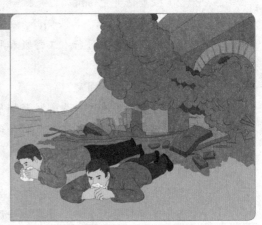

背向瓦斯爆炸地点卧倒

（4）瓦斯爆炸除一般的炸伤外，还容易造成一氧化碳中毒，二者皆可按照一般爆炸事故中的急救措施进行处理。

⚠ **【注意事项】**

1 使用天然气、沼气、石油液化气的家庭，应注意关闭气阀门、保持开窗通风。若发现有疑似燃气泄漏的味道，要及时开窗通风，且在异味消失前不可开灯、开排气扇、开油烟机、使用明火，也不要在附近打电话或手机。

2 容易发生爆炸事故的生产车间，一定要按规操作并定期检查相关设备。

3 若看到近身处有爆炸发生，应立即卧倒并趴在地面不动，或手抱头部迅速蹲下，或就近借助其他物品掩护。

交通事故现场急救

　　随着有车族数量的不断增加，车祸的发生也变得越来越常见。据统计，车祸已经成为城市人口死亡的四大原因之一。在我国，因车祸而亡的重伤者中约有 2/3 都是因得不到及时有效的救助而在伤后半小时内死亡的，因此掌握一些基本的车祸急救知识尤为必要。

❶❷❸ 交通事故的急救措施

1 自救。

　　若乘坐的车辆遇险时，乘客可采取如下措施自救：

　　（1）双手紧紧抓住前排座椅或左右的把手，低头，将头部放在两臂中间，利用前排座椅靠背和两手臂保护好头部和面部。

　　（2）若遇到翻车或坠车，应迅速蹲下身体，双手牢牢抓住前排座位的座椅脚，身体尽量固定在两排座位间，随车翻转。

　　（3）当车辆处于行驶过程中时，不能盲目跳车，应等车辆停下后再陆续撤离。

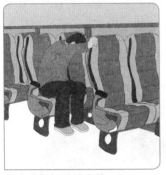
低头并紧抓前排坐椅

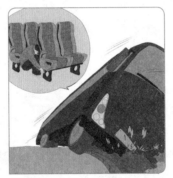
下蹲，抓牢前排坐椅脚

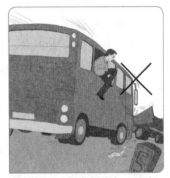
车辆行驶过程中不能盲目跳车

2 他救。

　　当发现周围有交通事故时，附近的人员可采取如下措施对伤员进行急救：

　　（1）拨打122、120等急救电话，并说明事故地点、人员伤亡的概况、报警人车牌等。

　　（2）小心将伤者从车内移出，如果是重伤员，移出前应先放置颈托固定，以防颈椎错位，损伤脊髓，发生高位截瘫。如果没有颈托，可利用周围的硬纸板、橡皮、帆布等做成简易颈托进行固定。

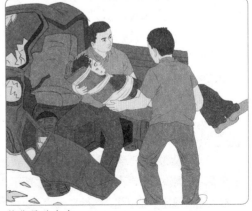
将伤员移出车

（3）如果伤者昏迷在座位上，进行颈部固定后，可将其颈部及躯干都固定在靠背上，然后拆卸座椅，将伤者同座椅一起搬出。如果伤员被抛出座位，就直接在原地进行颈托固定。

（4）由于惊吓或紧张，某些伤者可能会对外界反应迟钝，但不属于昏迷。急救人员可大声呼唤或轻推，以判断其是否清醒、有无昏迷。但不可用力摇晃，以免造成二次损伤。

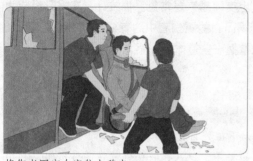

将伤者固定在座位上移出

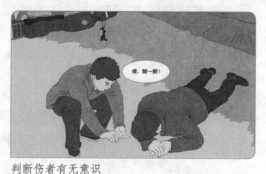

判断伤者有无意识

（5）如果伤者被挤压夹嵌在事故车辆中或被压在车下，不能生拉硬拖，而应使用机械工具（如顶升工具、切割工具等）或发动群众抬起车辆，再救出伤者。

（6）止血包扎时，应注意判断有无骨折，胸、腹内部有无脏器受损。如果受伤部位有压痛、肿胀感，均可怀疑有骨折；如伤者出现全腹痛、局部压痛，肝、脾、肾等部位有叩击痛，则应怀疑伤者有相应的脏器损伤。如合并有骨折或内脏损伤，止血包扎时就应优先考虑骨折或脏器的情况。

（7）脊柱和脊髓损伤在交通事故中的致残率很高，急救时尤需注意判断。如果伤者表示颈后、背部、腰部或棘突处疼痛，则有可能出现脊柱受损。对于昏迷的伤者，现场急救和转运中，应由两人或两人以上分别托住其头部、腰部、臀部、腿部等位置，按照有脊柱损伤的情况进行搬运。

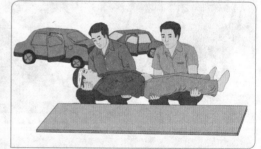

搬运伤者要注意避免二次伤害

（8）若伤员身上着火，应迅速扑灭其衣服上的火焰，向身上喷冷水，脱掉烧着的衣服。烧伤者口渴时，可以给予少量的淡盐水饮用。

（9）对于昏迷的伤者，应清除其口鼻内的泥土、血污、呕吐物等，有舌根后坠的伤者应将其舌头拉出。对于无颈椎损伤的伤者，可将其颈项部托起，头后仰，使气道开放。如发现昏迷者呼吸微弱，应立即进行人工呼吸和胸外心脏按压，但心脏或肺部受伤者在决定是否按压时应谨慎。

⚠ **【注意事项】**

1 在饮酒、极度疲劳等情况下，严禁驾车行驶。雨雪天行驶，起步不能过猛，以便适应冰雪路面，避免驱动轮滑转。车辆转弯或下坡时必须将车速控制在能随时停车的范围内。

2 交通事故现场不要围观，且严禁吸烟，以免引燃油箱。

航空事故现场急救

航空事故，也称空难，主要指飞机等飞行物在飞行过程中因发生故障、遭遇自然灾害或其他意外事故，所造成的人身财产损失事件。全世界每年死于空难的约有 1000 人，总人数虽没有其他交通事故多，然而一旦发生，幸存者一般寥寥无几，或即使幸存下来，也很容易留下很深的生理后遗症和心理阴影。

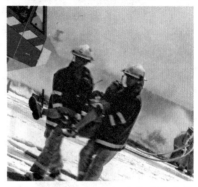

消防队员抬着伤者离开严重的事故现场

【飞机失事前的预兆】

常见的飞机失事前的预兆有：

飞机急剧下降；机身颠簸；机舱内出现烟雾或着火；机身外出现黑烟；一直伴随的飞机轰鸣声消失（发动机关闭）；在高空飞行时发出一声巨响；等等。

【做好最坏准备】

值得考虑的最坏的场景就是发生事故后从飞机上撤离。其窍门就是了解你的座位与每个紧急出口之间有多少排座位。一旦找到自己的座位后，一定要环顾四周，找到紧急出口的位置，然后数一数每个紧急出口与自己的座位之间的座位排数。这样在发生浓烟、失火或者电源失灵的时候，你就将是少数几个能够在摸索中找到紧急出口的人之一。自己行李中对生命至关重要的基本物品（如救生药物和呼吸器等）应该随时随身放在衣服口袋里。这样的话，一旦发生紧急事故，没有必要在忙乱中还要找行李。

一旦出现浓烟或者失火，你必须在 90 秒钟之内离开飞机，否则你基本上就已经没有机会逃生了。在脸上包一件衣服来过滤气体能够帮助解决呼吸困难的问题，尤其是在把它弄湿的情况下，效果会更好。

❶❷❸ 航空事故的现场急救措施

1 戴上面罩吸氧。

若飞机高度在 3660 ~ 4000 米范围内，旅客头顶上的氧气面罩会自动下落，此时应立即戴上面罩吸氧，并应保证戴严，否则呼吸道肺泡内的氧气会被"吸出"体外。为了增加舱内的压力和氧浓度，飞机会立即下降至 3000 米高空以下，期间必须系紧安全带。如果携带有小孩儿，家长应先自己立即带上面罩，再迅速帮孩子戴上。

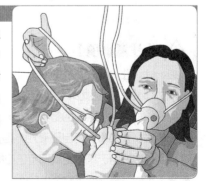

戴好氧气面罩

2 保持正确的姿势。

飞机紧急着陆和迫降时，应保持正确的姿势：弯腰，小腿尽量向后收（超过膝盖垂线以内）头部向前倾，尽量贴近膝盖，双手在膝盖下握住。

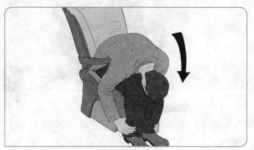

着陆和迫降时的正确坐姿

3 迅速逃离。

舱内出现烟雾或着火时，会产生大量有毒气体，此时一定要把头弯到尽可能低的位置，屏住呼吸或者用湿毛巾或手帕捂住口、鼻后再呼吸，然后立即弯腰跑到出口处。若飞机在海上失事，还应立即换上救生衣。

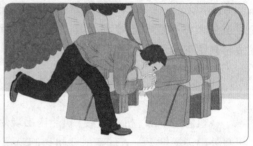

舱内起火时要捂住口、鼻跑到出口

4 离开飞机残骸一段距离。

离开飞机后，如果在陆地上，应逃到距离飞机残骸200米以外的上风头区域，但不要逃得太远，以方便救援人员寻找。如果在海上，也应立即游离飞机残骸附近，因为接下来飞机可能会发生爆炸或下沉。

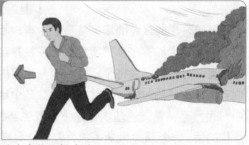

逃离事故飞机残骸

5 组织自救互救。

飞机遇难后，应立即组织幸存者进行自救互救。在协助伤员撤离到安全的救护区内后，对于各种创伤应按照相关的急救措施马上进行包扎处理。飞机遇难中常见的人身损伤主要有烧伤、呼吸道灼伤、气体中毒、软组织损伤、骨折、关节脱位、脑颅损伤、内脏损伤、昏迷等。准确判断后，救护人员应尽量利用周围可利用的一切物资采取急救。

⚠ 【注意事项】

1 据统计，在飞机起飞后的6分钟和着陆前的7分钟内，最容易发生意外事故，国际上称为"可怕的13分钟"。因此乘机外出时，可尽量选择直达飞机。

2 确保头顶上存放行李的储物箱锁紧，如有重而硬的行李，应选择放在脚旁。

3 登机后，要熟悉距离自己最近的至少两个安全出口，因为发生事故时距离自己最近的出口不一定可用。数好自己座位距离安全出口的椅子排数，以保证在机内产生大量烟雾看不清逃生路线的情况下也能尽快摸索至安全出口处。

海啸现场急救

　　海啸是一种灾难性的海浪，发生时可形成十多米甚至几十米高的水墙，强力冲击海岸，对海岸附近的城市、建筑、公共设施等造成巨大破坏，同时也严重威胁着附近居民的人身财产安全。风暴潮、海底火山爆发、海底滑坡以及海底地震等都有可能导致海啸的发生。

　　海啸在外海时，因为水深，波浪起伏较小，一般不被注意。当它到达岸边浅水区时，巨大的能量使波浪骤然增高，形成十多米甚至更高的一堵堵水墙，排山倒海般冲向陆地。其力量之大，能彻底摧毁岸边的建筑，所到之处满目疮痍、一片狼藉，对人类的生活构成重大威胁。

①②③ 海啸的前兆

1 地震。

　　由地震引起的海啸发生前最早的信号就是地面震动，如果感觉海岸附近有较强的震动，应立即撤离海边以及江河等入海口，迅速转移到高地。

2 海平面突然下降或升高。

　　潮汐涨落反常，或海平面突然下降或升高，并有大量水泡冒出，也是海啸前的常见先兆之一。

3 大量深海鱼类被卷上海滩。

　　当海水异常退去时，如果看到有大量深海动物或鱼虾被卷上海滩，也常常预示着海啸即将到来。

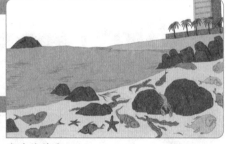

海啸的前兆

①②③ 海啸发生时的逃离急救措施

海啸发生时的逃离、急救因所处地点不同，措施也不同：

1 如果在家中。

　　当接到海啸警报或发现海啸前兆发生时，应立即切断电源，然后尽快转移到远海高地。

2 如果在停泊于海港处的船只里。

　　因为海啸在海港中造成的落差和湍流非常危险，若时间允许，船主应该在海啸到来前把船开到开阔海面。如果时间来不及，所有人都要马上撤离停泊在海港里的船只。

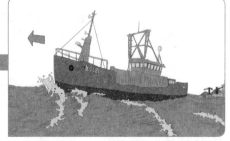

将船驶离码头

3 如果在海面航行的船只里。

如果船只正在海上航行，接到海啸警报时，船主应马上将船驶向深海处，切不可回港，深海区相对海岸会更安全。

4 如果不幸落入水中。

落水者要尽量抓住木板等漂浮物，保持漂浮即可，不要挣扎、游泳，最大限度保存体力。如果发现附近还有其他落水者，可向其靠拢，积极救助，互相鼓励，并尽量使自己容易被发现。

5 如果在抢救上岸的落水者。

（1）急救者在将落水者救上岸后，可适当给其饮用一些热糖水。

（2）如果发现落水者有受伤，应立即利用周围的物资采取止血、包扎、固定等急救措施，重伤员要马上转送医院。

（3）若落水者昏迷，要马上清除其鼻腔、口腔内的污渍，同时进行控水，必要时进行人工呼吸和胸外心脏按压。

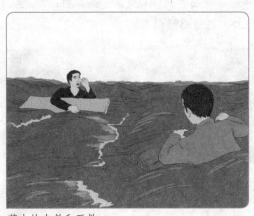

落水的自救和互救

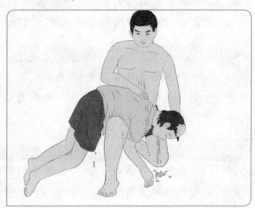

抢救落水者

【应对激浪的措施】

波浪拍岸之前，要破浪往海中游，或不让浪头冲回岸去，最容易的方法是跳过、浮过或游过浪头。泳术不精者很快就会精疲力竭，而精于游泳的也有可能出事。如游术平平，经验不多，只宜在风平浪静的水中游泳。

应对措施：

波涛向海岸滚动，碰到水浅的海底时变形。浪顶升起碎裂，来势汹涌澎湃，难以游过。浪头未到时歇息等候，刚到时可借助波浪的动力奋力游向岸边，同时不断踢腿，尽量浮在浪头上乘势前冲。

采用冲浪技术以增加前进速度。浪头一到，马上挺直身体，抬起头，下巴向前，双臂向前平伸或向后平放，身体保持冲浪板状。

踩水保持身体平衡以迎接下一个浪头涌来。双脚踩到底时，要顶住浪与浪之间的回流，必要时弯腰蹲在海底。

台风现场急救

台风是产生于热带洋面上的一种强烈热带气旋，一般在印度洋和北太平洋西部称台风，如东亚、东南亚一带；大西洋或北太平洋东部则称为飓风，如欧洲、北美一带。台风经过时，常伴有大风、暴雨或特大暴雨等强对流天气，遭遇强台风时，还会带来破坏性的灾害，如毁屋拔树、破坏各种线路、道路、引发海啸等。

【台风可能引发的灾害】

1. 暴雨灾害

台风暴雨具有来势猛、强度大、范围广、持续时间长的特点，极易造成涝灾。短时间高强度的降水可引起严重地质灾害，江湖泛滥、水库崩溃、冲毁道路，造成交通的中断、水电供应中断，工厂、民居损毁和人员伤亡等。台风暴雨及其造成的滑坡、泥石流是台风造成较多人员死亡的主要原因之一。

2. 狂风灾害

台风挟带狂风不仅来势凶猛，且持续时间较长，破坏力极大。台风及其引起的海浪可以把万吨巨轮抛向半空，拦腰折断，也可把巨轮推入内陆；在陆上台风可拔树倒屋，引起巨灾。

3. 风暴潮灾害

台风登陆如遇农历月初或月中两次天文大潮，会造成比暴雨和狂风更为严重的风暴潮灾害，它可淹没岛屿、冲毁堤防、涌入内陆，可使数十万人瞬息之间惨遭灭顶之灾。

❶❷❸ 台风来袭时的急救措施

台风来袭时，因所处环境的不同，所采取的措施也各有不同：

1 在家中。

（1）随时关注气象消息。

一般在台风登陆前相关部门就会发布预警，应随时关注其报告情况，强台风来袭时最好能备好视听设备以便随时更新台风消息。

（2）准备好充足的食物、水。

准备好充足的食物、饮用水、常用药品、手电筒、收音机等。因为在台风来袭时不可能外出购买食物，或者即使外出，室外基本上也不会有营业者。

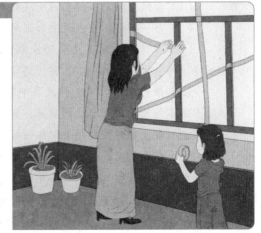

关锁好门窗

（3）关锁好门窗。

关好门窗，检查门窗是否牢固。对于玻璃门窗，最好能用胶带封好，以免被风吹裂后飞溅伤人。窗边、阳台处悬挂的东西应取下搬进室内，以防刮风时被吹落砸伤路人。

2 路上行走时。

如果在路上，要弯腰将身体紧缩，尽可能抓住附近栏杆等固定物，一步一步慢慢行走，就近到坚固的建筑物中躲避。同时，用带子把衣服扎紧，以防和其他飞卷的物体绞在一起。如果在河边，要尽快走到离河较远的地方，或抓住身边的固定物就地卧倒，以防被吹落到河中。

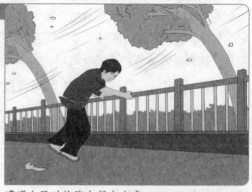

遭遇台风时的路上行走方式

3 路上开车时。

在开车的情况下，应尽量减慢车速或暂时停开。低速行驶时要开启照明灯，并时刻留意街道上的阻碍物，同时应注意不要将车子开到低洼路段，以防车子因涉水而熄火。也不要猛踩刹车，以防车子打滑。停车时应停在远离楼房、广告牌、古树、电杆的地方。

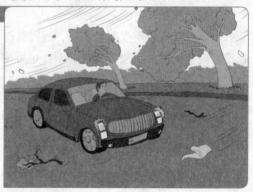

开车遭遇台风

4 在海上时。

（1）台风来临前，船舶应听从指挥，立即到避风场所避风。

（2）万一躲避不及或遇上台风时，应及时与岸上有关部门联系，争取救援。

（3）等待救援时，应主动采取应急措施，迅速果断地采取离开台风的措施，如停（滞航）、绕（绕航）、穿（迅速穿过）。

（4）强台风过后不久的风浪平静，可能是台风眼经过时的平静，此时泊港船主千万不能为了保护自己的财产，回去加固船只。

（5）有条件时在船舶上配备信标机、无线电通信机、卫星电话等现代设备。

（6）在没有无线电通信设备的时候，当发现过往船舶或飞机，或与陆地较近时，可以利用物件及时发出易被察觉的求救信号，如堆"SOS"字样，放烟火，发出光信号、声信号，摇动色彩鲜艳的物品等。

雪灾现场急救

　　雪灾也称白灾，主要指的是长时间大量降雪以及大范围内积雪后，给生活生产带来的各种不便或造成的人身财产损害。雪灾一般对农业、畜牧业等影响较大，但有时也会对日常生活造成重大影响。由于雪灾在日常生活中并不是特别常见，所以一旦发生，反而更容易带来不必要的损害。

❶❷❸ 遭遇雪灾的急救措施

　　发生雪灾时，如果在家中，基本不会有什么问题，但如果是被困火车长途汽车或自驾汽车上，就需要多留心注意了。

1 车子陷在雪地或冰面下的重启措施。

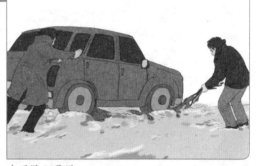

　　（1）把车轮回正，使轮胎表面抓牢地面，然后找一些破布、垫子、树枝、碎石之类的垫在轮胎下，二挡起步，轻轻踩下油门，慢慢开动车子。此时千万不可猛踩油门，那样只会让车轮空转。

　　（2）启动的同时可请人在一侧帮助推车，但推车者注意不要站在车后或车轮附近，以防跌倒或车轮转动时把污泥溅到身上。

车子陷入雪里

　　（3）车子启动后，应先将其开到较坚实的平路上，行驶一段后，再停车收拾工具和载人，以免再次陷车。

2 被困车上的保暖措施。

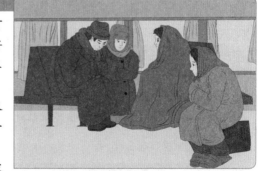

　　（1）将人群聚到一起。如果车里有很多人（如火车、大客车），应尽量将大家聚拢到一处；如果同时有几辆车被困，则可将人员都集中在一辆车中。

　　（2）取暖。利用一切可利用的衣物、毛毯、布袋等将身体、脖颈、手脚包裹好，尽量取暖。

　　（3）定时通风。汽车、长途车被雪掩埋时，应每隔一段时间打开背风

遭遇雪灾后的取暖方法

的窗通风。同时每隔1小时开动发动机或空调10分钟以取暖。

　　（4）相互鼓励。车内人员应相互鼓励，保持清醒，一旦睡着，就容易冻伤或失温。

泥石流现场急救

　　泥石流指的是在山区或者其他沟谷深壑、地形险峻的地区，由于暴雨、暴雪等原因，引发山体滑坡并携带有大量泥沙以及石块的一种特殊洪流。泥石流流动的全过程一般只有几小时或几分钟，具有突然性、流速快、流量大、物质容量大等特点，对人畜、农林作物、房屋及工程设施等都具强大破坏力。

❶❷❸ 泥石流发生前的预兆

1 传来轰鸣的声响。

　　远处山谷传来闷雷般或火车轰鸣般的声响，此时即使声响很微弱，也应认定泥石流正在形成，并迅速离开危险地段。

2 河道水流变大、变浑浊。

　　发现河道中正常水流突然断流或洪水突然增大，水的颜色变浑浊并夹杂较多的柴草、树木等，也可以认定河道上游已形成泥石流。

3 山路上有榻下的泥石。

　　如果看到山间道路有塌下的泥石，应想到可能即将发生泥石流或滑坡，应立即转移到其他地方。

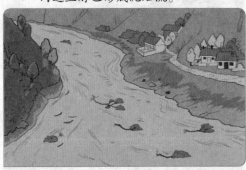

河道水流变大

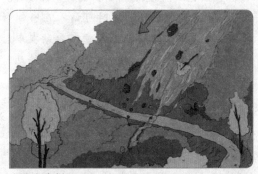

山路上有塌石

4 挡土墙出现裂痕。

　　斜坡、挡土墙或路面上出现下陷或新的大裂痕，也是泥石流即将到来的征兆，切不可以为墙体出现裂痕是正常现象。

5 有震动感。

　　感觉到山体有轻微的震动感，如果在沟谷深处，还能发现沟谷变得昏暗并伴有轰鸣声。

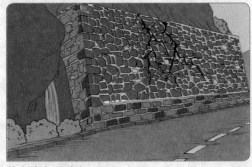

挡土墙出现裂痕

❶❷❸ **泥石流发生时的急救措施**

因所处地点不同，泥石流发生时的急救措施也各有不同：

1 离家逃往高处安全地带。

如果在家中，发现有泥石流迹象时，应立即离家逃往高处的安全地带。在某些泥石流常发生的地方，如果修有专门的避难所，则可逃往专门的避难所。逃生时尽量减少携带的东西，越迅速越好。

2 朝泥石流垂直方向的两侧山坡跑。

如果在山上，则要马上朝与泥石流成垂直方向的两侧山坡的高处跑，绝对不能往泥石流的下游跑，也不能停留在原地或向低洼地跑。除非是在已经完全没有时间的情况下，否则不要爬到树上躲避。

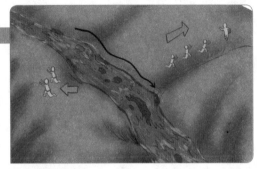

沿正确方向逃生

3 设法保持呼吸顺畅。

如果不幸被泥石流冲走或埋住，应该尽量使头部露出，并利用身边的东西保护好头部，同时迅速清除自己口鼻中的淤泥，保持呼吸顺畅。

【 泥石流后容易出现的疾病及预防 】

泥石流发生后，由于卫生条件差、饮用水得不到保障等，可导致多种传染病、感染、皮肤病的发生。

容易出现的疾病：霍乱、伤寒、痢疾、甲型肝炎、鼠媒传染病、血吸虫病、疟疾、流行性乙型脑炎、浸渍性皮炎、虫咬性皮炎等。

预防：注意灾区卫生，及时清理垃圾和尸体，淹死、病死的家禽家畜要深埋；不要用脏水漱口或洗瓜果蔬菜，不食用发霉、腐烂的食物；勤洗手，喝开水，吃熟食；等等。

⚠ **【注意事项】**

1 泥石流多发生在夏汛暴雨期间，如果这个季节去山区旅游，出行时一定要事先收听当地的天气预报，不要在大雨天或在连续阴雨的情况下进入山区沟谷地带。

2 露营时，要选择平整的高地作为营地，不要在山谷、山坡低洼处以及河沟底部扎营。

3 在泥石流多发地区，当白天降雨量较多后，晚上或夜间也必须密切注意降雨，最好提前转移，不要心存侥幸地在室内就寝。

4 不要在泥石流刚停止后就回事发地取东西，以免泥石流再次发生所带来的危险，一定要等危险警报解除后，方可返回。

5 泥石流过后，初返回家中时，应先检查电源、煤气等是否安全，以免造成二次事故。

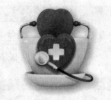